不良姿勢を正しくする

姿勢の教科書
上肢・下肢編

理学療法士・医学博士
竹井 仁 著

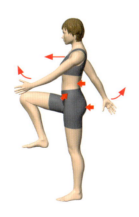

ナツメ社

はじめに

「姿勢は人生を映す鏡」です。
皆さんは自分の姿勢を気にしたことがありますか？

　前著『正しく理想的な姿勢を取り戻す　姿勢の教科書』においては、特に全身の姿勢について、正しい姿勢、不良姿勢、その修正エクササイズが中心となっています。

　本著は、「上肢帯と上肢」、そして「骨盤帯と下肢」に関して、より詳細に正しい姿勢と不良姿勢、その不良姿勢の修正エクササイズに関して解説しました。上肢と下肢について、正しい理想的な姿勢を取り戻すためのさまざまな知恵が盛り込まれています。

　臨床のセラピストの方々にとっては、前著と本著を参考にすることで、かなり治療の幅が広がると思いますし、トレーナーの方々も利用者さんの姿勢を治す試みが広がるでしょう。また、スポーツ選手や一般の人でも、自分の姿勢を正す参考書として価値が高いと思います。医療系学生の方々も、講義の内容に加えて、数多くのことを学べる良き参考書になるはずです。

　正しい運動パフォーマンスを発揮させるには、正しい姿勢が重要です。その正しい姿勢を獲得させるためには、各部位の関節や筋のインバランスを修正することが大切になります。本書が、その手助けになることを願っています。

竹井　仁

本書の構成と使い方

本書は3章で構成されており、それぞれ次のような内容になっています。Part2とPart3で姿勢の評価と不良姿勢の修正エクササイズを紹介していますが、Part1ではそれらの基礎となる知識を解説しています。

また、Part1のより詳しい内容は、前著『姿勢の教科書』のPart1〜4に掲載しています。

Part 1 不良姿勢を改善するための一般的指針

不良姿勢の原因となる筋・筋膜や関節のインバランスについての基礎知識を解説しています。本書全体にかかわる内容ですので、まずはPart1の内容を理解してからPart2、Part3に進んでください。

Part 2 上肢帯と上肢のアライメントの評価と修正エクササイズ

1. 上肢帯と上肢の理想姿勢と不良姿勢
2. 肩甲骨のアライメントと動き
3. 肩関節の動き
4. 上肢帯と上肢の機能異常と修正
5. 肘関節・手関節・手指の機能異常と修正

Part 3 骨盤帯と下肢のアライメントの評価と修正エクササイズ

1. 骨盤帯と下肢の理想姿勢と不良姿勢
2. 股関節の骨運動
3. 成長過程で生じる大腿骨の異常
4. 骨盤帯と下肢の機能異常と修正
5. 膝関節・足関節・足趾の機能異常と修正

もくじ

はじめに ……………………………………………………… 2
本書の構成と使い方 ………………………………………… 3
参考文献 ……………………………………………………… 8

Part 1　不良姿勢を改善するための一般的指針

1 正しい姿勢を獲得するための基礎知識 …………………… 10
不良姿勢の原因 …………………………………………… 10

2 筋のインバランスの改善 …………………………………… 16
スタビリティ＆モビリティの獲得 ………………………… 16
動筋−拮抗筋のインバランス ……………………………… 18
短縮・硬化した筋に対する隣接筋のインバランス ……… 20
共同筋間における筋の長さのインバランス ……………… 22
関節制御のインバランス …………………………………… 24

3 理想的な立位姿勢 …………………………………………… 26
理想的な立位姿勢の重心線とアライメント ……………… 26
修正方法のまとめ …………………………………………… 30

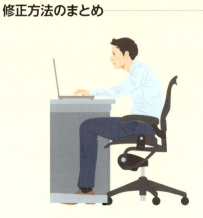

Part 2 上肢帯と上肢のアライメントの評価と修正エクササイズ

1 上肢帯と上肢の理想姿勢と不良姿勢 ... 32
- 上肢帯と上肢の正常なアライメント ... 32
- 上肢帯と上肢の不良アライメント ... 34

2 肩甲骨のアライメントと動き ... 36
- 肩甲骨のアライメントに作用する筋群 ... 36
- 肩甲骨の運動方向と関節の動き ... 40

3 肩関節の動き ... 44
- 正常な肩関節の動きと可動域 ... 44
- 肩甲骨外転時の肩甲上腕リズム ... 46
- 肩甲骨関節窩に対する上腕骨頭の動き ... 48

4 上肢帯と上肢の機能異常と修正 ... 50
- 肩甲骨挙上位と下制位の不良と修正 ... 50
  - 肩甲骨挙上位の修正エクササイズ ... 52
  - 肩甲骨下制位の修正エクササイズ ... 54
  - 肩甲骨の左右評価とエクササイズ ... 56
- 翼状肩甲の評価と原因 ... 58
  - 翼状肩甲の修正エクササイズ ... 61
- 優位で短縮した大胸筋の修正 ... 64
  - 大胸筋のセルフ・ストレッチング ... 66
- 優位で短縮した広背筋の修正 ... 68
  - 広背筋のセルフ・ストレッチング ... 72
- 大胸筋と広背筋を抑制した肩関節屈曲改善運動 ... 80
- 大胸筋と広背筋を抑制した肩関節外転改善運動 ... 86
- 延長・弱化した肩甲下筋の筋力強化 ... 88
- 優位で短縮した大円筋の修正 ... 90
- 優位で短縮した小胸筋の修正 ... 92
- 僧帽筋下部線維の段階的筋力強化 ... 96

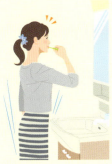

優位で短縮した肩関節外旋筋群の改善 ... 100
　優位で短縮した肩関節外旋筋群の修正 ... 105
　優位で短縮した肩関節内旋筋群の修正 ... 109
肩関節回旋運動の修正 ... 110
肩関節包の他動的ストレッチング ... 112
カフ・エクササイズ（回旋筋腱板強化） ... 115

5 肘関節・手関節・手指の機能異常と修正 ... 120
肘関節屈曲の修正エクササイズ ... 120
前腕の回内時のアライメント不良の修正 ... 124
手指の屈伸エクササイズ ... 125

Part 3　骨盤帯と下肢のアライメントの評価と修正エクササイズ

1 骨盤帯と下肢の理想姿勢と不良姿勢 ... 128
骨盤帯と下肢の正常なアライメント ... 128
骨盤帯と下肢の不良アライメント ... 130

2 股関節の骨運動 ... 132
股関節の骨運動 ... 132

3 成長過程で生じる大腿骨の異常 ... 134
頸体角の正常と異常 ... 134
前捻角の正常と異常 ... 136
　梨状筋と大殿筋のセルフ・ストレッチング ... 140

4 骨盤帯と下肢の機能異常と修正 ... 142
優位で短縮した大腿筋膜張筋の修正 ... 142
　大腿筋膜張筋の修正エクササイズ ... 144
股関節屈曲・伸展の自動運動に伴う
大転子の動きの異常 ... 146
　大転子の異常運動の修正 ... 149

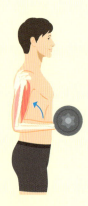

股関節外転筋の筋力低下による歩行の代償　154
　　　　股関節外転筋の筋力強化エクササイズ　155
　　優位で短縮したハムストリングスの修正　162
　　　　ハムストリングスのセルフ・ストレッチング　167
　　脊柱起立筋群の機能異常　172
　　　　後方筋群の修正エクササイズ　176
　　優位で短縮した股関節屈筋群の修正　180
　　　　腸腰筋・大腿直筋の修正エクササイズ　192
　　　　股関節伸展運動の修正エクササイズ　196
　　骨盤の前傾・後傾のインバランスによる歩行の異常　200
　　　　骨盤の前傾・後傾の修正エクササイズ　202

5 膝関節・足関節・足趾の機能異常と修正　204
　　膝関節の過伸展位　204
　　脛骨の後方弯曲（骨性）　205
　　膝関節の屈曲位　208
　　膝関節の構造的内反　210
　　脛骨の外方弯曲（骨性）　213
　　運動連鎖に伴った膝関節の機能的内反　214
　　代償に伴った膝関節の機能的内反　215
　　膝関節の構造的外反　216
　　運動連鎖に伴った膝関節の機能的外反　218
　　代償に伴った膝関節の機能的外反　219
　　水平面上での軸の回旋　脛骨捻転　220
　　長軸アーチ　扁平化（扁平足）　222
　　長軸アーチ　高位化（凹足）　224

おわりに　226
さくいん　227
著者紹介　231

<参考文献>

- 正しく理想的な姿勢を取り戻す 姿勢の教科書(竹井仁著/ナツメ社)
- 触診機能解剖カラーアトラス(竹井仁著/文光堂)
- 系統別・治療手技の展開 改訂第3版(竹井仁・黒沢和生 編集/協同医書出版社)
- コメディカルのための専門基礎分野テキスト 運動学(丸山仁司編集/中外医学社)
- 筋肉と関節のしくみがわかる事典(竹井仁監修/西東社)
- 運動機能障害症候群のマネジメント(竹井仁監訳/医歯薬出版)
- 続 運動機能障害症候群のマネジメント(竹井仁監訳/医歯薬出版)
- 肩こりにさよなら! あきらめていたすべての人へ(竹井仁著/自由国民社)
- 不調リセット(竹井仁著/ヴィレッジブックス)
- たるみリセット(竹井仁著/ヴィレッジブックス)
- ゆがみリセット1週間ドリル(竹井仁監修/日経BPムック)
- 若返る!小顔になる!「顔たるみ」とり(竹井仁著/講談社)
- 自分でできる!筋膜リリースパーフェクトガイド(竹井仁著/自由国民社)
- DVDでわかる!筋膜リリースパーフェクトガイド(竹井仁著/自由国民社)
- やせる!筋膜リリース Diet編(竹井仁著/自由国民社)
- キレイ!筋膜リリース Beauty編(竹井仁著/自由国民社)
- 背が伸びる!足も速くなる!賢い子になる!筋膜リリース Kids編(竹井仁著/自由国民社)
- 姿勢が良くなる!若返る!ずっと自分の足で歩ける!筋膜リリース 健康長寿編(竹井仁著/自由国民社)
- 日めくりまいにち、筋膜リリース(竹井仁著/扶桑社)
- 最新運動療法大全(キャロリン・キスナー他著/ガイアブックス)
- 運動療法・徒手療法ビジュアルポケットガイド(竹井仁監訳/医歯薬出版)
- 筋感覚研究の展開 改訂第2版(伊藤文雄著/協同医書出版社)
- 筋骨格系のキネシオロジー(ドナルド・A・ニューマン著/医歯薬出版)
- 基礎運動学 第6版(中村隆一 他著/医歯薬出版)
- プロメテウス解剖学アトラス 第2版(坂井建雄・松村讓兒 監訳/医学書院)
- グレイ解剖学(塩田浩平 他翻訳/エルゼビア・ジャパン)
- 身体運動の機能解剖 改訂版(トンプソン、フロイド著/中村千秋・竹内真希 訳/医道の日本社)
- カラー写真で学ぶ 骨・関節の機能解剖(竹内義享・田口大輔著/医歯薬出版)
- 投球障害肩 こう診てこう治せ(山口光國・牛島和彦著/メジカルビュー社)
- ビジュアル実践リハ 整形外科リハビリテーション(神野哲也監修/羊土社)
- 図解 関節・運動器の機能解剖 下肢編(J・キャスティング他著/井原秀俊・中山彰一・井原和彦訳/協同医書出版社)
- ケンダル 筋:機能とテスト—姿勢と痛み— (F.P.ケンダル他著/栢森良二監訳/西村書店)
- 図解 四肢と脊椎の診かた(S.ホッペンフェルド著/野島元雄・首藤貴訳/医歯薬出版)
- 骨・関節系理学療法クイックリファレンス(岡西哲夫他編/文光堂書店)
- 理学療法のクリティカルパス 下巻 下肢(デビッド・C・サイドフ他著/赤坂清和・藤縄理監訳/エルゼビア・ジャパン)

Part 1

不良姿勢を改善するための一般的指針

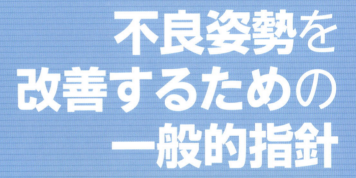

この章で学ぶこと
- 不良姿勢の原因
- 不良姿勢を修正するための筋のインバランスの知識
  　動筋−拮抗筋のインバランス
  　短縮・硬化した筋に対する隣接筋のインバランス
  　共同筋間における筋の長さのインバランス
  　関節制御のインバランス
- 理想的な立位姿勢のアライメント

1 正しい姿勢を獲得するための基礎知識

不良姿勢の原因

姿勢は「体位」と「構え」のこと

姿勢とは、「体位と構えのことを指し、それぞれの動きに対応する身体部分の相対配置であり、身体を支える独特の形態」と定義できます。

体位とは、身体の基本面が重力方向に対してどのような関係にあるかを指します。例えば、立位、座位、臥位などのことです（図1）。

立位……直立位、中腰位、つま先立ち位など。

座位……長座位、正座位、あぐら座位、横座り座位、椅子座位など。

臥位……背臥位、側臥位、腹臥位など。

構えとは、頭部、体幹や四肢の体節の相対的な位置関係を指します。例えば、骨盤が前方に傾いている場合、「骨盤は前傾位」などと表現されます。すなわち、構えとは、各体位における身体体節の配列を意味する言葉で、関節および体節の位置でも置き換えられ、関節にまたがる筋や筋膜間のバランスとしても説明できます。

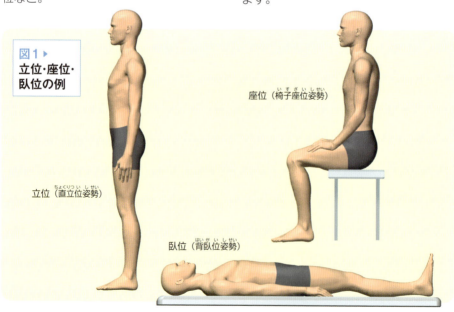

図1▶ 立位・座位・臥位の例

立位（直立位姿勢）
座位（椅子座位姿勢）
臥位（背臥位姿勢）

キーワード　体幹……人体で頭部、四肢を除いた部分。胴体のこと。胸部、腹部、腰部がある。

不良姿勢の原因①
身体発達の過程

皮膚、結合組織、筋膜、筋、関節などに障害があると、正しい姿勢がとれなくなります。これを不良姿勢といいます。不良姿勢がこれらの組織に不快感や痛みをもたらすことがあります。

不良姿勢は、身体発達の過程と、普段の日常生活のちょっとしたクセなどで生じます。

身体発達の過程での各時期にありがちな不良姿勢の原因を次ページにまとめました。

不良姿勢の原因②
筋肉の短縮と伸張

筋肉には、最大短縮する長さと、最大伸張する長さがあり、その幅の広さが大切になります（図2）。

幼稚園児は、大きく身体を動かしますし、ダイニングテーブルの椅子に座っている姿勢もきれいです。それが、小学校に入った途端、45分間も椅子に座り、前を向き、授業に集中しなければなりません。筋力がまだ不十分な子どもたちに、同一姿勢を長時間取らせることになるのです。これは、不良姿勢を作り出す矯正指導ともいえます。20分くらい経過したときに、学校の先生が「さあ、全員立って、バンザイして、伸びをしてみよう。次に、身体を左右に捻ってみよう。」などと簡単なエクササイズを行ってくださればありがたいのですが、なかなかそうはならないようですね。

図2 ▶ 筋の最大短縮と最大伸張

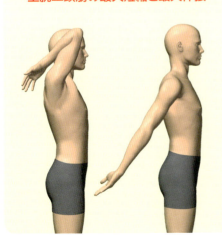

上腕二頭筋の最大短縮と最大伸張

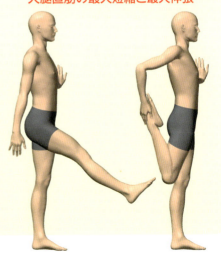

大腿直筋の最大短縮と最大伸張

筋肉は最大短縮する長さと最大伸張する長さの幅がある。その幅の大きさが姿勢に関わる。

キーワード 筋膜……全身の筋のほか、骨や心臓、脳などの臓器をすべて包み込んでいる膜のこと。全身をくまなく覆っていることから「第2の骨格」とも呼ばれる。

表1 ▶ 身体発達の過程

時期	発達の過程
乳児期 （1歳未満）	●生後しばらくは、運動発達は、頭部から尾部へ、四肢の近位から遠位へ、の順で起こる。運動はあまり制御されず、容易に疲労する。 ●8か月：ものにつかまって立ち上がる。 ●11か月：つかまり歩き。 ●12か月：処女歩行。
幼児期 （1～5歳）	●運動課題の熟達には、触覚や運動覚が利用される。運動の促通や抑制は不十分であり、運動が過剰で、疲労しやすい。走行や跳躍、キャッチボールのような複合した身体運動も可能になる。 ●2歳：転倒しないで走る。 ●3歳：片足立ちができる。
学童期 （6～12歳）	●運動の制御や調整のような協調性や技能は、急速に向上する。身体的状況や運動経験の豊富さ、情緒的安定から、10～12歳が運動学習にとって最適な時期とされている。 ●6歳：成人型歩行になる。
青年前期 （12～14歳）	●第二次性徴が現れ、身体像（body image）の変化が運動素因にも影響する。この時期の発達過程は、それ以前に獲得したパフォーマンス・レベル、また訓練の強度や期間に影響される。運動発達には、個人差が大きくなる。 ●カルシウムの摂取が多いほど、将来の骨粗鬆症を予防する。
青年後期 （15～18歳）	●運動能力は安定し、パフォーマンスは訓練の強度、期間や質、社会心理的要因に依存する。
30歳代 後半	●筋力低下が始まる。 ●年齢問わず、カルシウム：マグネシウム＝2：1の割合で摂取することが大切。カルシウムは、筋の収縮エネルギーとなり、骨を強くする。マグネシウムはカルシウムを体内に回す役割を担い、また神経の伝導速度も調整することから朝方の足のつりなどを防ぐ。
高齢者	●TypeⅡ筋線維（速筋・白筋：速く強く動かす筋肉）が衰えてくる。 ●年齢問わず、ベッドレスト（安静）の期間が長くなると、TypeⅠ筋線維（遅筋・赤筋：持久力に優れた筋肉）が衰える。

キーワード **第二次性徴**……思春期以降に現れる男女の差異。男性の筋骨や声の質、女性の皮下脂肪や乳房など。

不良姿勢の原因

●乳児期（1歳未満）
ベビーベッドあるいは布団を壁際に置いていると、壁と反対側への寝返りがうながされて、その方向へのクセが知らず知らずについてしまいます。

●幼児期（1〜5歳）
鏡に映ったものを学習する時期です。ダイニングテーブルで正面にお父さんが座り、お父さんが右利きだと、子どもは鏡に映ったものを学習するので左利きになることが多くなります。この時期の子どもに、正面に立って運動を教えると、子どもが混乱することがあります。同じ方向を向いて、子どもの横などで教えてあげるのがいい時期です。

●学童期（6〜12歳）
それまでのクセがますます顕著になる時期。幼児期にテニスやゴルフ、野球などの非対称な動きを練習してきた子は、さらに非対称性が磨かれてしまうのです。

●青年前期（12〜14歳）から青年後期（15〜18歳）
さらに学童期の傾向が強くなります。極端にクセをつけさせないためには、幼児期から学童期（6〜12歳）は水泳や体操など、身体全体を使えるスポーツをしつつ、非対称な動きを学ぶのが良い時期といえます。
学童期から青年前期（12〜14歳）は、身長が伸びていく時期です。この時期に、皆が同じ高さの机と椅子だと、背の高い子は猫背に、背の低い子は反り腰になってしまいます。小学校だけではなく、中学校でも高さが変えられるタイプを使用できると素晴らしいですね（右写真）。

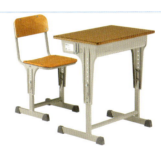
高さが変えられる机と椅子

●30歳代後半から
少しずつ全身の筋力が低下してきます。一般の会社では、デスクワークが増えていく年代とも重なります。日本では悪い姿勢、疲れた姿勢でも1日中パソコンとにらめっこすることを良しとする風潮があります。それが不良姿勢だとわかっていても、同じ姿勢で長く作業を続けることが美徳なのだという間違った価値観を持っているのです。「疲れたら保険診療で安く病院にかかればいい」と思っているのでは、姿勢はますます悪くなります。

写真提供：第一工業(株)〈学校備品.com〉

キーワード ねこ背……胸椎後弯の姿勢のこと。　反り腰……腰部屈曲とは逆に重心をさらに前に移動した姿勢のこと。

不良姿勢の原因③
身長の伸びと筋の関係

身長が伸びるのは、骨が伸びるからです。**その骨といっしょに、筋膜も筋肉も伸びるのが理想です。筋肉の長さを、幅広く使えることで、特に筋肉を長くする機会が多いほど、筋肉も骨といっしょに伸びていきます。**でも、身体を大きく動かせなくなり、筋肉が短い範囲でしか動かせなくなると、骨は伸びても筋肉が硬くなってしまいます。そうなると筋膜も硬くなっていきます。

不良姿勢の原因④
加齢による難題

さらに、年齢を重ねて高齢者になるに従い、人は身体を大きく動かさなくなります。年をとっても、身体を大きく動かす習慣を身につけることが、筋膜を活性化させることにつながります。そうすることでたくさんの筋肉を活動し続けられます。

高齢者になっても、座っていたり、立っていたり、歩く動作は保たれています。でも、転びそうになったときに、とっさに足を出して踏ん張ったり、手を出して転倒を防いだり、ということが難しくなります。加えて、インフルエンザや肺炎で1~2週間も寝込んだとなると、筋肉全体が衰えて寝たきりにすらなってしまいます。「生活不活発病」にならないように、身内の人が高齢者の活動時間や活動範囲をチェックしてあげることも大切です。

不良姿勢がもたらすもの

そして、不良姿勢は、間違った運動パターンや外傷・障害の原因になります。過用症候群や日常生活のちょっとしたクセ、筋の持続的収縮などが姿勢をさらに悪くしていきます(表2)。ケガもたまたま起こったのではなく、不良姿勢が原因のことが多いのです。

寝違えやギックリ腰、骨折、手術の影響などで、関節から先に異常をきたすということもありますが、**ほとんどは筋・筋膜のインバランスが姿勢を左右します。**筋・筋膜のインバランスは、ライフスタイルやスポーツ、趣味、ケガの既往などでさまざまに生じます。このインバランスが、頭痛、首こり、肩こり、猫背、頭部前方位姿勢、肺活量低下、腰痛、肉離れ、捻挫、扁平足、外反母趾、内臓障害などを生じさせます。自律神経の働きからは、背骨の上のほうが丸まっていると喘息や狭心症に、背骨の中央あたりが丸まっていると胃下垂や胃酸過多(胸焼け)や十二指腸潰瘍に、腰が前に丸まっていると膀胱炎や便秘になりやすいこともありますので注意が必要ですね。

正しい姿勢がとれれば、正しい運動パフォーマンスを発揮できます。身体の不調も軽減できます。本書では、上肢帯、上肢、骨盤帯、下肢における不良姿勢について解説し、正しい姿勢を再獲得するための修正エクササイズを紹介していきます。

キーワード　過用症候群……無意識のうちに身についた動かしやすい運動方向への反復動作で、同じ筋肉や関節に繰り返し負荷が加わる使いすぎの状態。

表2 ▶ 過用症候群や日常のクセが不良姿勢の原因になる

① 机の蛍光灯が左にあったか右にあったか？
② 机と椅子の高さを調整できたか？
③ 髪の毛をどちらから分けていたか？
④ 畳で左の横座りと右の横座りのどちらが多かったか？
⑤ あぐらだったか割り座だったか？
⑥ 椅子から立つとき膝をくっつけたままだったか？
⑦ 寝る姿勢としてどちら側を下にするのが楽か？
⑧ 足を組むクセは？ 左右どちらが多いか？
⑨ 食卓の自分の席とテレビの位置関係は？
⑩ 携帯電話や携帯ゲームを操作しているときに背中が丸まったり、巻き込み肩になっていないか？
⑪ 電車の座席に座る姿勢でお尻が前に滑り出ていないか？
⑫ 就業時の座位姿勢あるいは立位姿勢はどうなっているか？
⑬ 立っているときにどちらの足を前に出した休みの姿勢をとるか？
⑭ ショルダーカバンを右肩と左肩のどちらに下げるか？
⑮ ケガをしたことは？ 同じ所か？ 回数は？
⑯ 別の部位のケガがその後生じたか？

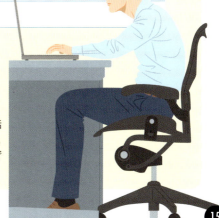

過用症候群や日常生活のちょっとしたクセ、筋の持続的収縮などで不良姿勢に。

キーワード インバランス……バランスの不均衡のこと。

2 筋のインバランスの改善

スタビリティ&モビリティの獲得

何が不足しているかを知る

　筋・筋膜のインバランスを改善して、良い姿勢と運動パターンを獲得するためには、硬い筋あるいは短縮筋のストレッチングはもちろんのこと、拮抗筋あるいは隣接筋の安定化が重要になります。

　バランスのとれた平衡状態を維持して、つまり、姿勢を土台を安定させた上で（Stability＝スタビリティ）、動きを要する分節の柔軟性（Mobility＝モビリティ）を獲得する必要があるのです。運動課題が大きく速くなるにしたがい、スタビリティ＆モビリティの獲得はさらに重要になります。

　例えば、椅子に座って膝を伸ばす動作をしてみましょう。膝は真っ直ぐに伸びましたか？ 伸びたのなら結構です。でも、そのとき腰が丸まっていませんか？ 丸まっていたら、腰部のスタビリティが不足している証拠です。大腿の後面のハムストリングス（大腿二頭筋、半腱様筋、半膜様筋）が硬くなってモビリティが不足しているため、膝を伸ばす際に、隣接

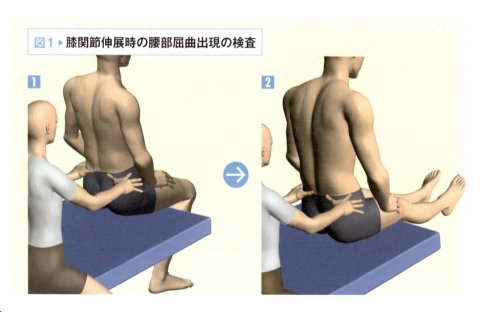

図1 ▶ 膝関節伸展時の腰部屈曲出現の検査

キーワード **中間位**……屈曲・伸展、内転・外転などをしていない、関節の中間的な位置。

する腰部のスタビリティを不足させてきたわけです。

これを検査する場合には、後方にサポート役が位置し、まず患者の腰椎を中間位にさせます（図1）。右膝を伸ばさせる場合には、サポート役は右母指を患者の上後腸骨棘に、左母指を第2仙椎棘突起に当てておきます（**1**）。そこから右膝を伸ばさせると、正常では、骨盤の後傾や腰椎の屈曲は伴わないのですが、ハムストリングスが硬い場合は、この筋群の起始部の坐骨結節がお尻の前のほうに引っ張られ、腰部が丸まって屈曲してきてしまうのです（**2**）。左右比較することで、左右どちらの腰部のスタビリティが不足して、ハムストリングスのモビリティが硬くなっているかもわかってきます。

良い姿勢を意識させる

立位にせよ、座位にせよ、常に良い姿勢を長く維持するのは不可能です。長時間にわたって良い姿勢を維持させることで、その姿勢を維持させるための筋群に過剰な努力を強いることになるからです。

疲れたら休みながら、1日の中でたびたび良い姿勢を意識させることがより大切になります。例えば、鏡の前を横切るとき、赤信号で待つ間、壁を背にしたとき、食事の席に着くとき、テレビを見ているときなど、いつでも姿勢を意識するように指導することが大切です。

患者が常に意識することで、最終的には無意識でも実践できるようになることが目標になります。

図2 ▶ 良い姿勢をたびたび意識する

常に良い姿勢を意識して、最終的には無意識でも実践できるようになることが目標。

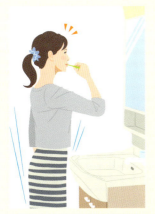

歯磨きのとき

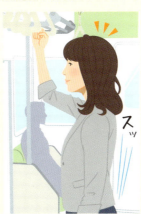

電車通勤の中で

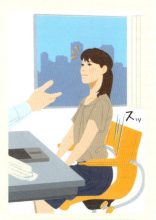

誰かと話し始めたとき

キーワード **坐骨結節**……坐骨下部にある突起（結節）。椅子座位の椅子の面に接して体重を支える部位。

2 筋のインバランスの改善

動筋―拮抗筋のインバランス

短縮筋はストレッチング
延長筋はエクササイズ

　漫然とした運動では、循環の改善と可動域の改善に効果はあるかもしれませんが、筋・筋膜のインバランスの改善や姿勢アライメント（各部位の正しい配列）の改善には必ずしも効果があがりません。正しい方法でインバランスを改善する必要があります。

　硬い筋あるいは短縮筋に対しては、物理療法、マッサージ、筋膜リリース、筋

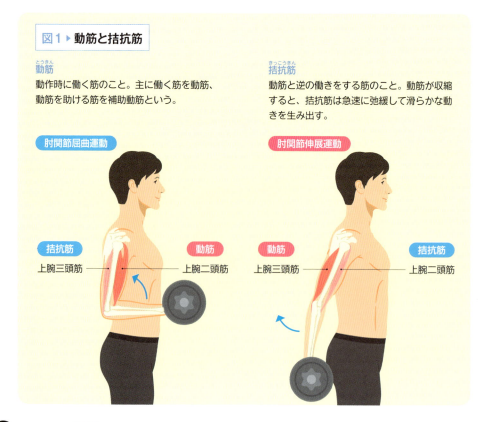

図1 ▶ 動筋と拮抗筋

動筋
動作時に働く筋のこと。主に働く筋を動筋、動筋を助ける筋を補助動筋という。

拮抗筋
動筋と逆の働きをする筋のこと。動筋が収縮すると、拮抗筋は急速に弛緩して滑らかな動きを生み出す。

肘関節屈曲運動
拮抗筋　上腕三頭筋
動筋　上腕二頭筋

肘関節伸展運動
動筋　上腕三頭筋
拮抗筋　上腕二頭筋

キーワード　**相動筋**……弱化・延長しやすい筋のこと。

膜マニピュレーション、ストレッチングなどを駆使して、血流を改善し、筋の柔軟性を回復させることになります。

　筋の短縮によって運動制限がある場合、拮抗筋は延長・弱化していますから、エクササイズやトレーニングが必要になります。

　動筋-拮抗筋でよく見られるインバランスを、下の表1に示しました。当然、動筋と拮抗筋が逆転する場合もありますが、一般的にはこの表の内容がよく見られます。

　インバランスを改善するためには、硬い筋や短縮筋のストレッチングを行うだけでは、延長されていた筋は自動的に正しい長さには戻れません。**延長筋に対しては、短い長さでも安定した固定性を発揮できるエクササイズやトレーニングが不可欠となるのです。**

　すなわち、ストレッチング後には新たに獲得した可動範囲にて、拮抗筋に対する自動での最大随意収縮が必要で、延長筋に対しての短縮位での再学習・筋力増強が大切になります。

2 筋のインバランスの改善

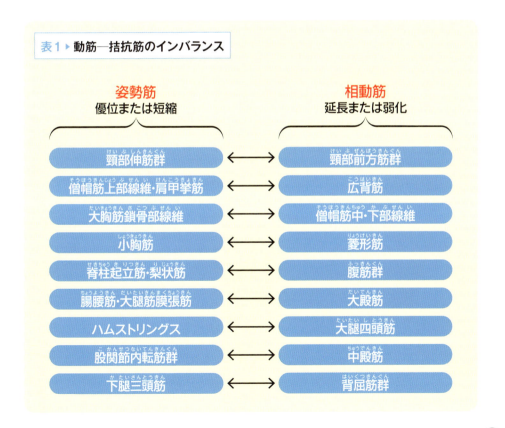

表1 ▶ 動筋―拮抗筋のインバランス

姿勢筋 優位または短縮	相動筋 延長または弱化
頸部伸筋群	頸部前方筋群
僧帽筋上部線維・肩甲挙筋	広背筋
大胸筋鎖骨部線維	僧帽筋中・下部線維
小胸筋	菱形筋
脊柱起立筋・梨状筋	腹筋群
腸腰筋・大腿筋膜張筋	大殿筋
ハムストリングス	大腿四頭筋
股関節内転筋群	中殿筋
下腿三頭筋	背屈筋群

キーワード ▶ アライメント……頭部・体幹・骨盤・四肢の配列（体節の配列）のこと。

2 筋のインバランスの改善

短縮・硬化した筋に対する隣接筋のインバランス

隣接筋が延長・弱化する仕組み

動筋―拮抗筋の関係に関してはご理解いただけたと思います。しかし、拮抗筋だけではなく、しばしば硬い筋や短縮筋に隣接する関節にも過度な運動を引き起こして付随する筋の長さが延長していることも多くあります。

前述したように、椅子に座って膝を伸ばそうとしたときに、過剰に腰椎が屈曲することがあります（図1）。これは、ハムストリングスが硬いことで、腰椎椎間関節での屈曲の代償を生じ、それによって骨盤が後傾してしまうからです。このような例では、腰椎を中間位に保つと、膝関節を自動で完全伸展することができなくなります。

つまり、ハムストリングスが硬いため、ハムストリングスと隣接する腰椎椎間関節に過度な運動を引き起こし、腰腸肋筋と多裂筋が延長位になって筋力が低下している恐れがあるのです。なお、腰椎を中間位に保たせて、膝関節を他動で完全伸展できるならば短縮ではなく、硬いということになります。自動でも他動でも完全伸展できなければ

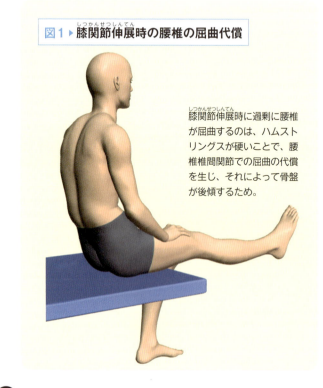

図1 ▶ 膝関節伸展時の腰椎の屈曲代償

膝関節伸展時に過剰に腰椎が屈曲するのは、ハムストリングスが硬いことで、腰椎椎間関節での屈曲の代償を生じ、それによって骨盤が後傾するため。

キーワード 椎間関節……脊柱を構成する椎骨と椎骨の間の関節のこと。上の椎骨の下関節突起と、下の椎骨の上関節突起との間の平面関節。

短縮しているということです。

正しいアライメントでストレッチングを行う

この場合は、腰部の背筋群を収縮させ、すなわち骨盤を軽度前傾させて正常のアライメントに正した状態（スタビリティ）での、自動的なハムストリングスのストレッチング（モビリティ）が有効になるのです（図2）。

つまり、理想的なアライメントから逸脱した姿勢の場合には、**理想的な筋長より短縮している筋と、理想的な筋長よりも延長し筋力が発揮しづらくなっている筋があることを考慮して姿勢を評価する**必要があるのです。

図2 ▶ 腰椎のスタビリティとハムストリングスのモビリティ

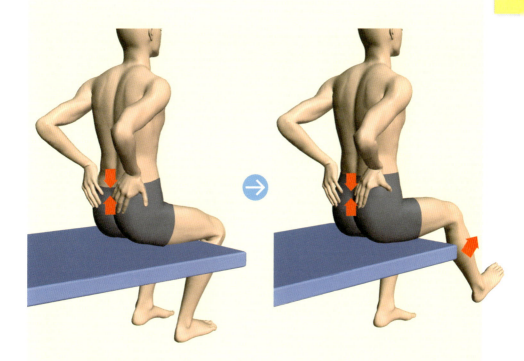

腰椎のスタビリティ
腰部の背筋群を収縮させて（骨盤を軽度前傾させる）正常のアライメントに正した状態。

ハムストリングスのモビリティ
腰椎を正常のアライメントに正した状態でハムストリングスのストレッチングを行う。

キーワード ▶ 他動……自分の意思ではなく、他人などによって動かしてもらうこと。自動＝自分の意思で動かすこと。

2 筋のインバランスの改善

共同筋間における筋の長さのインバランス

代償運動が運動機能障害を引き起こす

　効率的な筋運動パターンに変性が起こると、共同筋の中のある1つの筋がその他と比較して優位となることがあります（→P23表1）。2つの共同筋の長さの違いが代償運動を生む要因であり、運動機能障害を引き起こすことにもつながります。

　次に、共同筋群における長さのインバランス例を示します。

❶肩甲骨挙上筋群・内転筋群

　下方回旋の作用を持つ肩甲挙筋は短縮しやすく、上方回旋の作用を持つ僧帽筋上部線維は伸張されやすく筋力は低下しやすいという特徴があります。なで肩になりやすいインバランスです。

❷肩甲骨内転筋群・上方回旋筋群

　僧帽筋上部線維は上肢帯を挙上し、下部線維は挙上を抑制します。過度な上肢帯の挙上は僧帽筋上部線維が優位となり、下部線維がこれを抑制することができなくなった状態です。いかり肩（すくめ肩）になりやすいインバランスです。

❸肩甲骨内転筋群

　菱形筋（下方回旋作用）は短縮しやすく、僧帽筋下部線維（上方回旋作用）は延長位になりやすく、筋力は低下します。

❹肩甲上腕関節内旋筋群

　大胸筋（上腕骨頭を前方に引き出す）は短縮しやすく、肩甲下筋（上腕骨頭を後方に引く）は延長位になりやすく、筋力は低下します。この場合、上腕骨頭は腹側・頭側（前上方）へと変位します。

❺骨盤後傾の体幹屈筋群

　腹直筋は短縮しやすく、外腹斜筋は伸張されやすく、筋力は低下します。外腹斜筋には体幹の回旋を制動する大切な役割がありますが、腹直筋にはこの作用がありません。

❻股関節屈筋群

　内旋作用を持つ大腿筋膜張筋は短縮しやすく、外旋作用を持つ腸腰筋は延長位になりやすく、筋力は低下します。

❼股関節外転筋群

　屈曲・内旋作用を持つ大腿筋膜張筋は短縮しやすく、伸展・外旋作用を持つ中殿筋後部線維は延長位になりやすく、筋力は低下します。

❽股関節伸筋群と膝関節屈筋群

　内側ハムストリングスの半腱様筋・半膜様筋は短縮しやすく、外側ハムストリングスの大腿二頭筋長頭は延長位になりやすく、筋力は低下します。この場合、

キーワード　**共同筋**……1つの運動に参加するすべての筋群のこと。

不良姿勢を改善するための一般的指針 | Part 1

椅子座位で膝を伸ばそうとすると、股関節が内旋位になることが多く見られます。

❾足関節背屈筋群

長趾伸筋は短縮しやすく、前脛骨筋は延長位になりやすく、筋力は低下します。この場合、椅子から立ち上がる際に、足趾を伸展することで下腿を前傾させようとする代償が見られます。

このように共同筋の中でもさまざまなインバランスが出現します。共同筋の中で長さにインバランスが生じて機能障害を生じた筋を見つけ出すためには、筋の長さや姿勢のアライメント、そしてその筋によってコントロールされている関節の運動を調べる必要があります。

これらの患者には、口頭指導や鏡を利用して運動パターンを患者に見せながら、肩関節運動を正常に行うことが欠かせません。患者には、優位な筋の働きを減少させ、その筋の共同筋をより働かせることを指導します。動員パターンを変化・改善させることが、筋の収縮能力と筋力を変化させ、正常な運動を再獲得することに役立ちます。

❷筋のインバランスの改善

表1 ▶ 共同筋群における長さのインバランス

筋群	優位または短縮	延長または弱化
❶ 肩甲骨挙上筋群・内転筋群	肩甲挙筋	僧帽筋上部線維
❷ 肩甲骨内転筋群・上方回旋筋群	僧帽筋上部線維	僧帽筋下部線維
❸ 肩甲骨内転筋群	菱形筋	僧帽筋下部線維
❹ 肩甲上腕関節内旋筋群	大胸筋	肩甲下筋
❺ 骨盤後傾の体幹屈筋群	腹直筋	外腹斜筋
❻ 股関節屈筋群	大腿筋膜張筋	腸腰筋
❼ 股関節外転筋群	大腿筋膜張筋	中殿筋後部線維
❽ 股関節伸筋群と膝関節屈筋群	半腱様筋・半膜様筋	大腿二頭筋長頭
❾ 足関節背屈筋群	長趾伸筋	前脛骨筋

キーワード　代償……ある部位が損傷などによってその機能が十分に発揮できないとき、他の部位がその機能を引き継ぐこと。

2 筋のインバランスの改善

関節制御のインバランス

下肢関節を制御する筋のインバランス

　関節を制御する筋にインバランスを生じることがあります。特に下肢において生じやすいといえます（→P25表1）。
　次に関節制御を不安定にさせる代表的なインバランスの例を紹介します。

❶股関節内旋を伴う外転の補助筋
　中殿筋後部線維は股関節の伸展・外転・外旋に働き、骨頭を関節窩に安定させる大切な筋です。しかし、股関節内旋を伴う外転の補助筋（大腿筋膜張筋-腸脛靱帯・中殿筋前部・小殿筋）が代償的に働き、関節制御を不安定にさせます。

❷股関節外転筋群
　股関節外転筋群は、大腿骨頭を寛骨関節窩に安定させる大切な筋です。しかし、大腿骨頭を寛骨関節窩に引きつける補助筋（股関節内転筋群）が代償的に働き、股関節外転筋の筋力が低下して、関節制御を不安定にさせます。

❸後弯平坦型姿勢での
　ハムストリングスの過剰収縮
　後弯平坦型（sway-back posture）は、骨盤後傾、股関節伸展、膝が過伸展した姿勢です。通常は、大殿筋が股関節を伸展させ、大腿四頭筋が膝を伸展させる働きがあります。しかし、後弯平坦型では、股関節伸展の補助としてハムストリングスが代償的に働き、足部固定（CKC: closed kinetic chain　閉鎖性運動連鎖）にて膝関節伸展の補助としてやはりハムストリングスが代償的に働き、関節制御を不安定にさせます。

❹立位での股関節内旋を伴う
　伸展の補助筋
　立位において股関節伸展を補助する筋は、大腿二頭筋長頭です。しかし、股関節内旋を伴う伸展の補助筋（半腱様筋・半膜様筋）が代償的に働き、関節制御を不安定にさせます。

❺股関節屈曲の補助筋
　立位にせよ、背臥位にせよ、股関節屈曲に働く股関節の筋は腸腰筋です。しかし、股関節屈曲を補助する筋（大腿筋膜張筋・大腿直筋）が働くことで、股関節と膝関節に作用する二関節筋が優位になってしまいます。これにより、股関節を屈曲する際に、曲げるに従って、股関節近位に大腿直筋などの筋が膨隆し、股関節につまり感が生じてしまい、痛みを生じさせることにもなります。

❻足関節背屈の補助筋

キーワード　**後弯平坦型**……骨盤が後傾し、上部体幹の後方変位を伴う長い胸椎後弯を伴った姿勢のこと。

椅子から立ち上がる際には、前脛骨筋が働いて下腿を前方に移動させることで、膝を前に出すことになります。しかし、足関節背屈を補助する筋（長趾伸筋）が代償的に働くことで、足趾を伸展させながら立つようになり、前脛骨筋は延長位になりやすく、筋力は低下します。このことで、足関節の関節制御が不安定になります。

❼ 足関節底屈の補助筋

つま先立ちになる場合は、特に腓腹筋が大切で、ヒラメ筋も共同します。しかし、バレリーナは、ふくらはぎをむちむちにすることを嫌うため、ルルベという動作では、足関節底屈を補助する筋群（後脛骨筋・長趾屈筋・長母趾屈筋・長腓骨筋）を代償的に使用します。すなわち足趾を曲げて床を蹴るような動きです。一般の人でもこのようなつま先立ちをする人が多く、そうなると下腿三頭筋（腓腹筋・ヒラメ筋）の筋力が低下して、歩行時にも蹴り出す力が低下してしまいます。

表1 ▶ 関節制御のインバランス

	優位な筋	延長または弱化筋
❶	大腿筋膜張筋-腸脛靭帯・中殿筋前部・小殿筋 （股関節内旋を伴う外転の補助）	中殿筋後部線維
❷	股関節内転筋群 （大腿骨頭を寛骨関節窩に安定させる補助）	股関節外転筋群
❸	ハムストリングス（股関節伸展の補助） ハムストリングス（足部固定での膝関節伸展の補助）	大殿筋 大腿四頭筋
❹	半腱様筋・半膜様筋（股関節内旋を伴う伸展の補助）	大腿二頭筋長頭
❺	大腿筋膜張筋・大腿直筋（股関節屈曲を補助）	腸腰筋
❻	足趾伸筋群（足関節背屈を補助）	前脛骨筋
❼	後脛骨筋・長趾屈筋・長母趾屈筋・長腓骨筋 （足関節底屈を補助）	腓腹筋・ヒラメ筋

キーワード　二関節筋……起始と停止が2つの関節をまたぐ筋のこと。上腕二頭筋、上腕三頭筋、大腿二頭筋長頭、大腿直筋、腓腹筋などがある。

3 理想的な立位姿勢

理想的な立位姿勢の重心線とアライメント

矢状面の重心線とアライメント

前著『姿勢の教科書』では、全身の立位、座位、臥位での正しい姿勢と不良姿勢例、そして不良姿勢を修正するストレッチングやエクササイズについて解説しました。本書では、「上肢帯と上肢」、そして「骨盤帯と下肢」について細かく解説していきます。

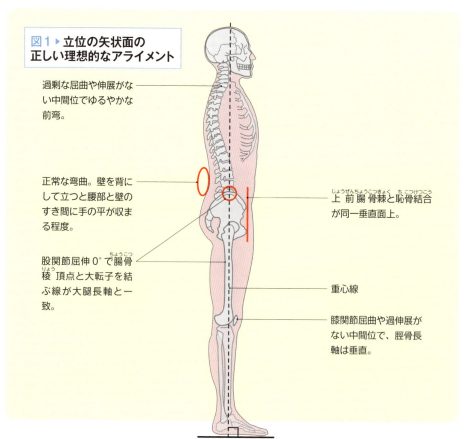

図1 ▶ 立位の矢状面の正しい理想的なアライメント

- 過剰な屈曲や伸展がない中間位でゆるやかな前弯。
- 正常な弯曲。壁を背にして立つと腰部と壁のすき間に手の平が収まる程度。
- 股関節屈伸0°で腸骨稜頂点と大転子を結ぶ線が大腿長軸と一致。
- 上前腸骨棘（じょうぜんちょうこつきょく）と恥骨結合（ちこつけつごう）が同一垂直面上。
- 重心線
- 膝関節屈曲や過伸展がない中間位で、脛骨長軸は垂直。

キーワード **上前腸骨棘**……腸骨稜の前縁にある2つの突出のうち、上部にある前方に大きく突き出す突起（棘）のこと。

その解説に入る前に、立位の矢状面、前額面の正しい姿勢のアライメントをおさらいしておきましょう。

矢状面の重心線は、耳垂、肩峰、大転子、膝関節前部（膝蓋骨後面）、外果の2〜3cm前部を通ります（図1）。また、この姿勢の矢状面での各部のアライメントは表1の通りです。

表1 ▶ 理想的な立位姿勢　矢状面でのアライメント

矢状面		
頭部		頸椎、胸椎、腰椎の並びは垂直。
脊柱	頸椎	過剰な屈曲や伸展がない中間位でゆるやかな前弯。
	胸椎	正常な弯曲。
	腰椎	正常な弯曲。壁を背にして立つと腰部と壁のすき間に手の平が収まる程度。
骨盤		上前腸骨棘と恥骨結合が同一垂直面上（左ページの図で示す垂直線）*。
股関節		屈伸0°で腸骨稜頂点と大転子を結ぶ線が大腿長軸と一致。
膝関節		屈曲や過伸展がない中間位で、脛骨長軸は垂直。
足関節		長軸アーチと足指は中間位。
肩甲骨		前額面から前方に約35°傾斜（→詳細はP32）。
上腕骨頭		上腕骨頭は骨頭が肩峰内に位置して上腕骨近位と遠位がともに同じ垂直面上に位置する（→詳細はP33）。

＊上前腸骨棘と上後腸骨棘を結ぶ水平面との成す角度が5°以内（上前腸骨棘が下方）という見方もあるが、±15°以内（女性は個人差あり）の誤差もあるので注意が必要。

キーワード　遠位・近位……基準となる部位から遠い位置にあると「遠位」、近い位置にあることを「近位」という。四肢の場合、体側に遠い側を「遠位」、近い側を「近位」という。

前額面の重心線とアライメント

次に前額面です。前額面の重心線は、後面から見て、外後頭隆起、椎骨棘突起、殿裂、両膝関節の内側の中心、両内果間の中心を通ります（図2）。

また、前額面での各部のアライメントは、次ページの表2・3の通りです。

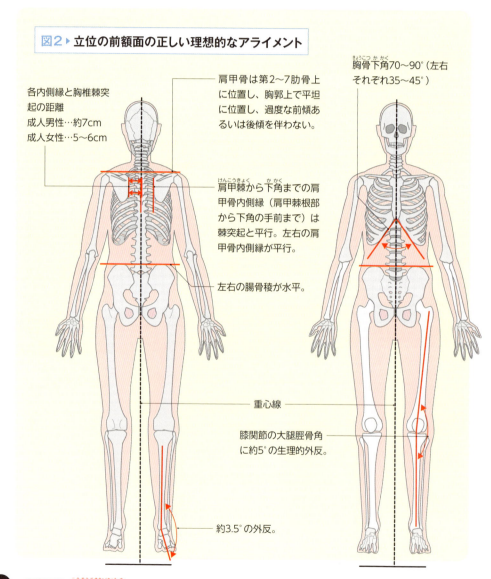

図2▶立位の前額面の正しい理想的なアライメント

各内側縁と胸椎棘突起の距離
成人男性…約7cm
成人女性…5〜6cm

肩甲骨は第2〜7肋骨上に位置し、胸郭上で平坦に位置し、過度な前傾あるいは後傾を伴わない。

肩甲棘から下角までの肩甲骨内側縁（肩甲棘根部から下角の手前まで）は棘突起と平行。左右の肩甲骨内側縁が平行。

左右の腸骨稜が水平。

胸骨下角70〜90°（左右それぞれ35〜45°）

重心線

膝関節の大腿脛骨角に約5°の生理的外反。

約3.5°の外反。

キーワード▶**構造的脚長差**……骨そのものの異常による脚長差のこと。

3 理想的な立位姿勢

姿勢のアライメントの評価は、重心線の通る位置のチェックだけでは不十分で、これらの身体各部位のパーツの並びにも着目することが重要です。その際に、構造的脚長差や関節変形などがない場合には、筋節の長さ―張力関係による筋のインバランスの有無を解き明かすことが不良姿勢と不良な運動パターンを修正するための鍵となります。

表2 ▶ 理想的な立位姿勢　前額面（後面）でのアライメント

前額面（後面）	
脊柱	頸椎、胸椎、腰椎の並びは垂直。
肩甲骨	●第2～7肋骨上に位置し、胸郭上で平坦に位置し、過度な前傾あるいは後傾を伴わない。 ●肩甲棘から下角までの肩甲骨内側縁（肩甲棘根部から下角の手前まで）は棘突起と平行かつ、左右の肩甲骨内側縁も平行にある。 ●各内側縁と胸椎棘突起の距離は次の通り。 　成人男性……約7cm　成人女性……5～6cm ●両肩峰は第1胸椎棘突起下縁を通る水平線のわずかに下を通る。
上腕骨	上腕骨上面の大結節部は肩峰よりわずかに外側に位置する。
肩関節	内外旋中間位で、両上腕骨は胸郭に平行に位置する。
肘関節	手掌を体側に向けると肘頭が後方に向く。
腰椎	腰椎棘突起から5cm外側での左右の膨隆部分の差は1cm以内。
骨盤	左右の腸骨稜が水平。
踵骨	約3.5°の外反。

表3 ▶ 理想的な立位姿勢　前額面（前面）でのアライメント

前額面（前面）	
胸骨下角	胸骨下角（前面で下部肋骨のなす角度）は70～90°（左右それぞれ35～45°）。
膝関節	膝関節の大腿脛骨角には約5°の生理的外反がある。

キーワード　**筋節**……筋原線維のZ線とZ線で仕切られた筋の最小単位。筋収縮に必要なミオシンフィラメントとアクチンフィラメントで構成されている。

修正方法の まとめ

修正方法 1
さまざまな姿勢のアライメントを意識して調節することができるようにするために、脊椎および四肢の運動を自動的に調節することができるように手順を指導します。

修正方法 2
姿勢と疼痛との関係を意識することを学ぶために、症状と姿勢の持続または反復との関係を患者に図解して説明します。

修正方法 3
筋、筋膜、関節に制限がある場合に、可動性を高めるために、セルフ筋膜リリース、静的ストレッチング、セルフ・ストレッチングおよび関節モビライゼーションなどを実施します。

修正方法 4
姿勢筋および四肢の筋群に、筋力や持久力をつけるために、安定化運動を実施します。

修正方法 5
安全な身体力学を学ぶために、力学的に安全である機能的運動を指導します。

修正方法 6
不良姿勢と不良動作パターンを修正するために、職場、家庭、余暇の環境を適応させます。

修正方法 7
有酸素能力を高めるために、有酸素運動プログラムを実施します。

修正方法 8
自己管理のために健康的な運動の習慣を身につけるために、日常生活にフィットネスプログラム、定期的な運動および安全な身体力学を組み込みます。

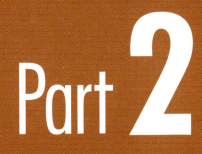

Part 2

上肢帯と上肢のアライメントの評価と修正エクササイズ

この章で学ぶこと
- 上肢帯と上肢の正常なアライメント
- 肩甲骨の正常なアライメントと動き
  それらに関わる筋群
- 肩関節の正常な動きと可動域
  肩甲骨外転時の肩甲上腕リズム
  肩甲骨関節窩に対する上腕骨頭の動き
- 上肢帯と上肢の機能異常と修正
- 肘関節・手関節・手指の機能異常と修正

1 上肢帯と上肢の理想姿勢と不良姿勢

上肢帯と上肢の正常なアライメント

矢状面と前額面での正常なアライメント

　Part2では上肢帯と上肢の姿勢について、その評価のポイントと修正のためのエクササイズを解説します。まず、肩甲骨と上腕の正常なアライメントについて見ていきます。

●矢状面での正常なアライメント

　肩甲骨は前額面から前方に約35°傾斜し（図1）、上腕骨頭は骨頭が肩峰内に位置して上腕骨近位と遠位がともに同じ垂直線上に位置します（図2）。上腕骨頭の頸体角は135°（水平から45°）、後捻角は20°です（図3）。

●前額面での正常なアライメント

　肩甲骨は第2〜7肋骨上に位置し、胸郭上で平坦に位置し、過度な前傾あるいは後傾を伴いません。
　肩甲棘から下角までの肩甲骨内側縁（肩甲棘根部から下角の手前まで）は棘突起と平行かつ、左右の肩甲骨内側縁も平行にあります。各内側縁と胸椎棘突起の距離は成人男性において約7cmで、女性では5〜6cmです。両肩峰は第1胸椎棘突起下縁を通る水平線のわずかに下を通ります。上腕骨上面の大結節部は肩峰よりわずかに外側に位置し、肩関節は内・外旋中間位で、両上腕骨は胸郭に平行に位置しています（図4）。
　肘関節は、手掌を体側に向けると、肘頭が後方に向きます（図5）。

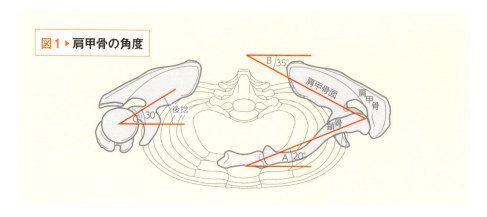

図1▶肩甲骨の角度

キーワード　**上肢帯**……上肢を支える骨格のことで、肩甲骨と鎖骨から成る。肩甲帯ともいう。

図2 ▶ 上腕骨の角度

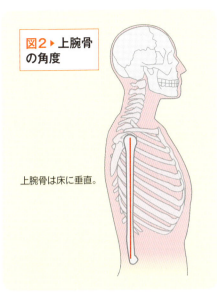

上腕骨は床に垂直。

図3 ▶ 上腕骨頭の頸体角と後捻角

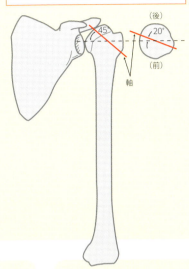

図4 ▶ 前額面での上肢帯と肩関節の正常なアライメント

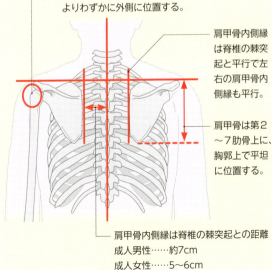

- 上腕骨上面の大結節部は肩峰よりわずかに外側に位置する。
- 肩甲骨内側縁は脊椎の棘突起と平行で左右の肩甲骨内側縁も平行。
- 肩甲骨は第2～7肋骨上に、胸郭上で平坦に位置する。
- 肩甲骨内側縁は脊椎の棘突起との距離
  成人男性……約7cm
  成人女性……5～6cm

図5 ▶ 肘関節の向き

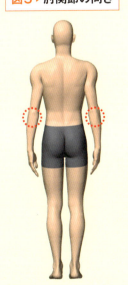

手掌を体側に向けると肘頭が後方に。

キーワード　肩甲骨面……肩甲骨は上肢下垂位で前額面に対し約35°の傾きがあり、その傾いた面のこと。

1 上肢帯と上肢の理想姿勢と不良姿勢

上肢帯と上肢の不良アライメント

上肢帯、肩関節、肘関節、手関節、手指の機能異常

上肢帯と上肢の不良アライメントをここでまとめておきます。Part2ではこれらの評価と修正エクササイズについて述べていきます。

表1 ▶ 上肢帯の機能異常

不良所見	基準	機能障害の原因
挙上	肩甲骨上端は第2胸椎棘突起よりも高く、肩峰も高位	僧帽筋上部線維：短縮・硬い 肩甲挙筋・菱形筋：短縮・硬い
下制	肩甲骨上端は第2胸椎棘突起よりも低く、肩鎖関節は胸鎖関節より低い	僧帽筋上部線維：延長・筋力低下
外転	胸椎棘突起から7cm以上離れている 前額面上で35°以上前方傾斜	前鋸筋：短縮・硬い 菱形筋・僧帽筋：延長・筋力低下 肩甲上腕筋群：短縮・硬い
内転	胸椎棘突起から7cm以下 前額面上で30°未満前方傾斜	前鋸筋：延長・筋力低下 菱形筋・僧帽筋：短縮・硬い
上方回旋	肩甲骨下角が上角よりも脊柱から離れている	僧帽筋上部線維・肩甲挙筋・菱形筋：短縮・硬い 僧帽筋下部線維：延長・筋力低下
下方回旋	肩甲骨上角が下角よりも脊柱から離れている	僧帽筋上部線維：延長・筋力低下 肩甲挙筋・菱形筋：短縮・硬い 前鋸筋下部線維：延長・筋力低下 三角筋・棘上筋：短縮・硬い
前傾 翼状肩甲	肩甲骨内側縁もしくは肩甲骨下角が胸郭から離れている	平坦な胸郭、肋骨隆起 前鋸筋：弱い 小胸筋：短縮・硬い 肩甲上腕筋群：短縮・硬い

キーワード　翼状肩甲……前鋸筋の弱化によって肩甲骨内縁が胸壁から浮き上がって肩甲骨が隆起する状態。肩甲骨内縁の浮き上がりが翼のように見えることから（→P58）。

表2 ▶ 肩関節の機能異常

不良所見	基準	機能障害の原因
前方	骨頭の1/3が肩峰より前方に出ている	関節包前方：伸張 大胸筋：短縮・硬い 肩甲下筋：延長・筋力低下
上方	肩峰に対して上がっている	三角筋：短縮・硬い 回旋筋腱板：非効率的 上腕骨頭上方滑り
内旋	肘窩が内側、肘頭が外側を向く　肩甲骨外転していれば上腕骨内旋ではないこともある	外旋筋群：非効率的な制御 内旋筋群：短縮・硬い
外旋	例外として、肩甲骨が外転していると上腕骨は正常にみえることがある	外旋筋群：短縮・硬い
外転	上腕骨遠位が体側から離れているが、上腕骨は肩峰を越えない	三角筋：短縮・硬い 棘上筋：短縮・硬い 肩甲骨下方回旋位 上腕骨頭上方滑り

表3 ▶ 肘関節・手関節・手指の機能異常

不良所見	基準	機能障害の原因
肘関節屈曲	立位にて上腕骨が床に垂直ではなく、肘が肩よりも後方にある	上腕二頭筋・上腕筋：短縮・硬い 上腕三頭筋：延長・筋力低下
前腕回内	立位にて尺骨肘頭は後方を向いているが、手掌が体側よりも後方を向く	回内筋群：短縮・硬い 回外筋群：延長・筋力低下
手関節背屈	背屈位でテーブルに手をつくと手関節の背面に痛みがある	月状骨が手掌方向に過剰に移動
手指の屈伸が不十分	巧緻動作が稚拙	手指の腱の滑走が不十分

キーワード 回内……前腕が内側に回る動き。外側に回る動きを回外という。

2 肩甲骨のアライメントと動き

肩甲骨のアライメントに作用する筋群

図1 ▶ 肩甲骨の動きと関与する筋群

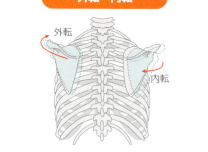

挙上・下制 / 外転・内転

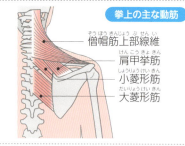

挙上の主な動筋
- 僧帽筋上部線維
- 肩甲挙筋
- 小菱形筋
- 大菱形筋

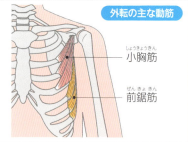

外転の主な動筋
- 小胸筋
- 前鋸筋

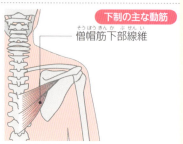

下制の主な動筋
- 僧帽筋下部線維

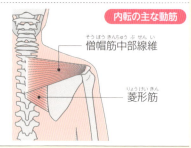

内転の主な動筋
- 僧帽筋中部線維
- 菱形筋

キーワード 優位……他の筋よりもより働きやすい状態。長く続くと筋の短縮につながる。

優位な筋群の方向へアライメント不良を生じることがある

肩甲骨の動きには、挙上・下制、外転・内転、上方回旋・下方回旋、前傾・後傾があります。

それぞれの運動方向の筋群が優位あるいは短縮し、拮抗筋が延長位で筋力低下があると、優位な筋群の方向へとアライメント不良を生じます（図1）。

上方回旋・下方回旋

下方回旋　上方回旋

前傾・後傾

前傾　後傾

上方回旋の主な動筋

- 僧帽筋上部線維
- 僧帽筋中部線維
- 僧帽筋下部線維

前傾の主な動筋

- 小胸筋

下方回旋の主な動筋

- 小菱形筋
- 大菱形筋
- 広背筋

後傾の主な動筋

- 僧帽筋下部線維
- 前鋸筋

キーワード　延長位……長期間の安静や非活動、あるいは不良姿勢によって伸張された筋の状態。長く続くと筋力低下（弱化）につながる。

肩の回旋に伴う肩甲骨の動き

　肩甲骨の動きと肩関節の動きが連動することによって、腕の動きが可能になります。また、肩甲骨を動かす筋と肩関節を動かす筋は異なります。以下の動きに参加する筋は次の通りです。

●肩甲骨の上方回旋に肩関節の外転が加わったとき（図3）

　三角筋肩峰部・棘上筋・棘下筋・小円筋・肩甲下筋も参加します。❶僧帽筋上部線維の挙上・上方回旋と、❷僧帽筋下部線維の下制・上方回旋の働きが同時に生じ、挙上と下制が相殺されて純粋な上方回旋が生じます。さらに、❸僧帽筋中部線維の内転・上方回旋と、❹前鋸筋の外転・上方回旋の働きが同時に生じ、内転と外転が相殺されて純粋な上方回旋が生じます。

　肩関節の外転も加わると❺三角筋肩峰部が上腕骨を外転させます。その際に、まずは❻棘上筋が三角筋に先行して活動し、次に三角筋が活動します。さらに骨頭の上方変位を防ぐために、❼前面の肩甲下筋と後面の棘下筋・小円筋が上腕骨頭を下方に引き関節窩に安定させるように働きます。

●肩甲骨の下方回旋に肩関節の内転が加わったとき（図4）

　三角筋肩甲棘部・棘下筋・小円筋・大円筋も参加します。肩甲骨に関しては、❶菱形筋の挙上・下方回旋と、❷広背筋の下制・下方回旋の働きが同時に生じ、挙上と下制が相殺されて純粋な下方回旋が生じます。肩関節の内転も加わると、❸三角筋肩甲棘部、❹棘下筋・小円筋、❺大円筋が働きます。

　肩関節の挙上（屈曲・外転）には肩甲骨の上方回旋が不可欠です。下方回旋に作用する筋群に優位あるいは短縮があると、上方回旋を制限することになります。

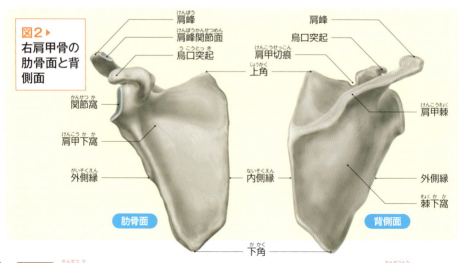

図2▶ 右肩甲骨の肋骨面と背側面

キーワード　関節窩……関節を構成する骨のうち、一方のくぼんだ面（凹面）のこと。一方、凸面のことを関節頭という。

上肢帯と上肢のアライメントの評価と修正エクササイズ　Part 2

2　肩甲骨のアライメントと動き

図3 ▶ 肩甲骨の上方回旋と肩関節の外転

❶僧帽筋上部線維
❷僧帽筋下部線維
❸僧帽筋中部線維
❹前鋸筋
❺三角筋肩峰部
❻棘上筋
❼肩甲下筋・棘下筋・小円筋

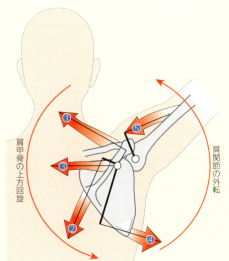
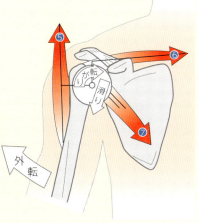

図4 ▶ 肩甲骨の下方回旋と肩関節の内転

❶菱形筋
❷広背筋
❸三角筋肩甲棘部
❹棘下筋・小円筋
❺大円筋

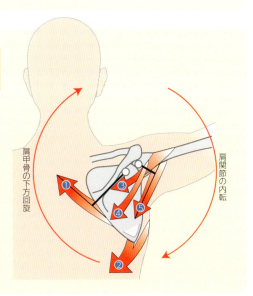

（図3・図4『筋骨格系のキネシオロジー 原著第2版』を参考に作成）

キーワード　変位……ズレのこと。「上方変位」は上方へのズレのこと。

2 肩甲骨のアライメントと動き

肩甲骨の運動方向と関節の動き

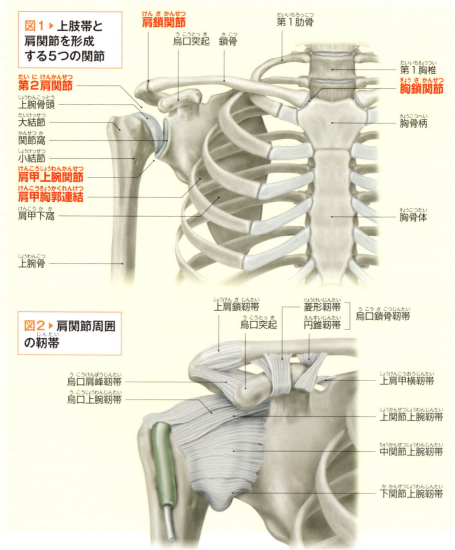

図1 ▶ 上肢帯と肩関節を形成する5つの関節

- 肩鎖関節
- 第2肩関節
- 上腕骨頭
- 大結節
- 関節窩
- 小結節
- 肩甲上腕関節
- 肩甲胸郭連結
- 肩甲下窩
- 上腕骨
- 烏口突起
- 鎖骨
- 第1肋骨
- 第1胸椎
- 胸鎖関節
- 胸骨柄
- 胸骨体

図2 ▶ 肩関節周囲の靭帯

- 烏口肩峰靭帯
- 烏口上腕靭帯
- 上肩鎖靭帯
- 烏口突起
- 菱形靭帯
- 円錐靭帯
- 烏口鎖骨靭帯
- 上肩甲横靭帯
- 上関節上腕靭帯
- 中関節上腕靭帯
- 下関節上腕靭帯

キーワード　関節包……関節を包んでいる袋状の組織。

肩関節の構造

　上肢帯は、肩関節（肩甲上腕関節）の動きに合わせて肩鎖関節と胸鎖関節も動きます。これら3つの関節は、**滑膜関節**（関節包を持つ関節）です（図1）。この3つ以外に、肩関節の上方をカバーする烏口肩峰靱帯を**機能的な第2肩関節**と呼びます（図1・2）。

　また肩甲骨と肋骨の間で肩甲骨がさまざまな方向に動きますが、肋骨との間には関節包はなく前鋸筋による連結なので**肩甲胸郭連結**と呼ばれます（図1）。

　例えば、肩甲骨挙上時（図3）には胸鎖関節において鎖骨が胸骨に対して凸の法則で尾側（下方）に滑ります。肩鎖関節では軸回旋として下方回旋方向に回転します。これによって純粋な挙上が行われます。

　滑膜関節における凹の法則は、固定された凸面の関節面に対して凹面の関節面が動くときに、骨の運動方向と同じ方向に凹の関節面が転がり滑る法則です（図4）。一方、**凸の法則**は、固定された凹面の関節面に対して凸面の関節面が動くときに、骨の運動方向と同じ方向に凸の関節面が転がりますが滑る方向が逆になるという法則です（図4）。これによって、凹の関節面から凸の関節面が逸脱するのも防いでいます。

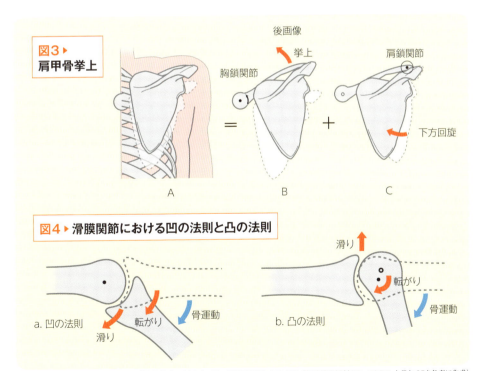

図3 ▶ 肩甲骨挙上

図4 ▶ 滑膜関節における凹の法則と凸の法則

（図3『筋骨格系のキネシオロジー 原著第2版』p151、図4『触診機能解剖カラーアトラス 上巻』p35を参考に作成）

キーワード　滑膜……関節包の内側にある膜。そこから関節の動きを円滑にする滑液（関節液）が分泌される。

胸鎖関節の構造と動き

　胸鎖関節は**鞍関節**です。鞍関節は、他にも第1手根中手関節と踵立方関節があります。鞍関節とは馬に乗せるくら（鞍）とくらが90°向きを変えて、表同士が接している関節のことです。胸鎖関節は、前額面では鎖骨が胸骨に対して凸の法則で動き、水平面では凹の法則で動きます。ちなみに肩鎖関節は、水平面では肩甲骨が鎖骨に対して凹面になっています。それ以外に前額面では軸回旋も行う関節です。

　肩甲骨外転時（図5）は水平面の動きになります。よって胸鎖関節において鎖骨が胸骨に対して凹の法則で腹側（前方）に滑ります。肩鎖関節では、肩甲骨が鎖骨に対して凹の法則で腹側（前方）に滑ります。これによって大きな外転が可能となります。

　肩甲骨上方回旋時（図6）は、胸鎖関節において鎖骨が胸骨に対して凸の法則で尾側（下方）に滑ります。肩鎖関節では軸回旋として上方回旋方向に回転します。これによって大きな上方回旋が行われます。

肩甲骨の動きを徒手で確認

　これらの動きを徒手で確認するためには、被験者を側臥位にし、後方から調べます（図7）。肩甲骨の外転・内転は肋

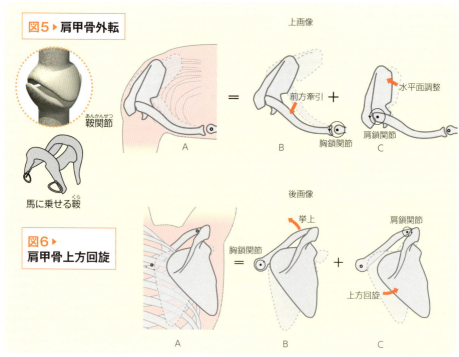

（図5・6『筋骨格系のキネシオロジー 原著第2版』p151-152を参考に作成）

キーワード　軸回旋……骨の長軸を中心に回旋する動きのこと。

骨に沿って滑らせます。挙上・下制も同様です。上方回旋・下方回旋は、肩甲骨肩甲棘中央の2横指ほど下方を軸として回旋させます。前傾・後傾は、肩甲骨をしっかりと把持して行います。

硬い方向が見つかったら、その方向へのストレッチングを、30~60秒を1回として3回ほど実施するとよいでしょう。

図7 ▶ 肩甲骨のモビライゼーション

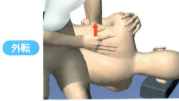
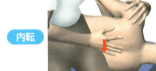

外転 / 内転
肋骨に沿って滑らせる。

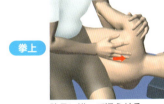
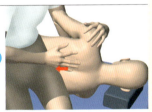

挙上 / 下制
肋骨に沿って滑らせる。

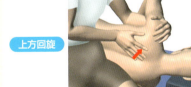
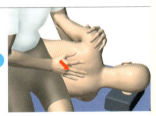

上方回旋 / 下方回旋
肩甲骨肩甲棘中央の2横指ほど下方を軸として回旋させる。

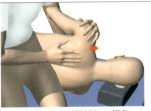
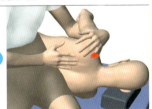

前傾 / 後傾
肩甲骨をしっかり把持して行う。

キーワード モビライゼーション……関節、軟部組織または神経の可動性を回復させるための徒手理学療法のこと。

3 肩関節の動き

正常な肩関節の動きと可動域

肩関節の動きと可動域

次に肩関節の動きを見ていきましょう。正常な肩関節の動きと可動域は次の通りです（表1）。

●屈曲

肩関節の屈曲（前方挙上）の可動域は180°です。肩甲骨は屈曲60°まではほとんど動きませんが（セッティング・フェイズ= setting phase）、それ以降は、上腕骨挙上と肩甲骨上方回旋の比率は2:1です（**肩甲上腕リズム**）。最終肢位では、肩甲骨下角は中腋窩線を越えず、または胸郭から約1cm以上外側に突出せず、肩甲骨は約60°の上方回旋を生じます。なお屈曲160°までは肩甲骨は上方回旋とわずかな挙上・外転の動きが生じますが、屈曲160°以降は肩甲骨はわずかに下制・内転・後傾します。その際、過剰な肩甲骨挙上・下制または脊柱の動きは伴わないのが正常です。

●挙上位からの伸展

屈曲位から0°に戻す伸展では、肩甲骨は胸郭上に位置したまま下方回旋・内転します。上腕骨と肩甲骨の動きの比率は2:1です。上腕骨頭は肩関節伸展の際、関節窩中心にあります。

●外転

外転（側方挙上）の可動域は180°です。肩甲骨は外転30°まではほとんど動きませんが（setting phase）、それ以降、上腕骨挙上と肩甲骨上方回旋は2:1の比率で動きます（肩甲上腕リズム）。外転90°以降は上腕骨の外旋も生じますが、上腕骨頭は関節窩に保持されています。最終肢位では、肩甲骨下角が中腋窩線に到達し、肩甲骨の上方回旋は約60°です。

●外転位からの内転

外転位から0°に戻す内転では、肩甲

図1 ▶ 肩関節の屈曲・伸展

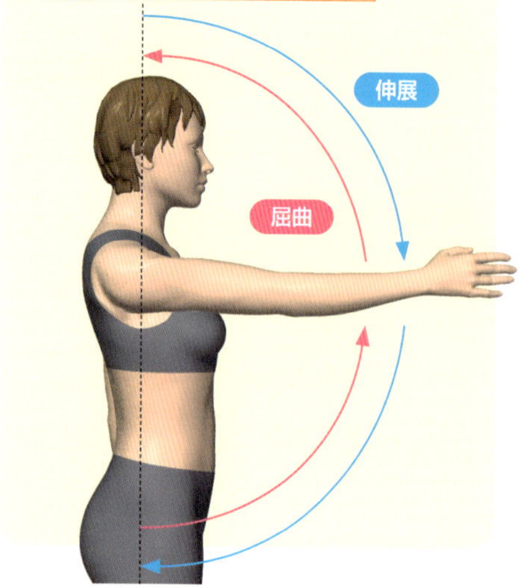

伸展
屈曲

キーワード　セッティング・フェイズ（setting phase）……肩甲上腕リズムの静止期のこと。肩甲骨が胸郭に固定されている状態。

骨は胸郭上に位置したまま下方回旋・内転します。上腕骨と肩甲骨の動きの比率は2:1で、上腕骨が0°に戻るまで上腕骨頭は関節窩中心にあります。

● **外旋**

背臥位における肩関節外転90°位（2nd position）での肩関節外旋は、肩甲骨外転や下制の動きをほとんど伴わずに90°可能です。

● **内旋**

背臥位における肩関節外転90°位（2nd position）での肩関節内旋は、肩甲骨の前傾や上腕骨頭の前方滑りをほとんど伴わずに70°（手関節掌屈すると手指が治療台に届く）可能です。

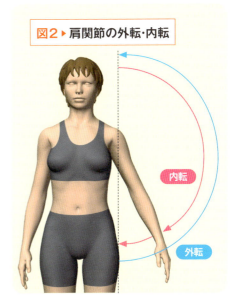

図2 ▶ 肩関節の外転・内転

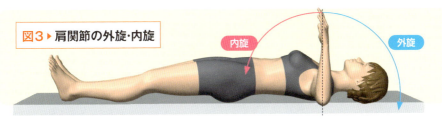

図3 ▶ 肩関節の外旋・内旋

表1 ▶ 正常な肩関節の動き

屈曲	180°。肩甲骨下角は中腋窩線を越えず、または胸郭から約1cm以上外側に突出せず、肩甲骨の外転および上方回旋60°。 最終域では、肩甲骨はわずかに下制、後傾、内転。過剰な肩甲骨挙上・下制または脊柱の動きは伴わない。
挙上位からの伸展	肩甲骨が下方回旋/内転し、胸郭上にある。上腕骨と肩甲骨の動きの比率は2:1。上腕骨頭は肩関節伸展の際、関節窩中心にある。
外転	30°で肩甲骨が上方回旋/外転し、その後上腕骨と肩甲骨の動きの比率は2:1で、上腕骨は外旋し、かつ関節窩に保持。180°外転位で、肩甲骨下角が中腋窩線に到達。肩甲骨上方回旋60°。
外転位からの内転	肩甲骨は胸郭上に位置し、下方回旋/内転。上腕骨と肩甲骨の動きの比率は2:1で、上腕骨がニュートラルに戻るまで上腕骨頭は関節窩中心にある。
外旋（セカンド・ポジション）	肩甲骨外転や下制の動きをほとんど伴わずに90°外旋。
内旋（セカンド・ポジション）	肩甲骨の前傾や上腕骨頭前方滑りをほとんど伴わずに70°内旋（手関節を掌屈すると手指が治療台に届く）。

キーワード セカンド・ポジション（2nd position）……肩関節の外旋・内旋での3つの肢位の1つ。1st positionは上肢下垂位での内・外旋、2nd positionは肩外転90°での内外旋、3rd positionは肩屈曲90°での内外旋。

3 肩関節の動き

肩甲骨外転時の肩甲上腕リズム

肩甲上腕リズムの動き

　外転時の肩甲上腕リズムについて説明します（図1、表1）。外転30°以上では肩甲上腕関節での運動と肩甲骨回旋は約2:1で推移します。肩関節外転30°までの肩甲骨の胸郭への固定を**セッティング・フェイズ**（setting phase）といいます。外転90°すなわち「腕が床と水平になったら、手の平を上に向けて外転を続けてください」と指導することがあります。これは、上腕骨大結節が肩峰に当たるからと説明されますが、実際には90°では衝突しません。

　大結節が肩峰に当たるのは145°以降です（図2）。実際には肩甲骨上方回旋の挙上に伴い、大結節が肩峰からうまくそれて烏口肩峰靭帯の下に滑り込みます。正確には「肩が145°まで外転したら、手の平を上に向けて外転を続けてください」ということになりますが、これはわかりにくいので「水平まで」と言い換えても問題はないでしょう。

鎖骨の後方回旋のメカニズム

　また、表1のPhase3の鎖骨の動きが30～50°後方回旋となっています。図3-

表1 ▶ 肩関節外転時の肩甲上腕リズム

Phase1	外転30°	上腕骨	30°外転
		肩甲骨	わずかな動き（setting phase）
		鎖骨	0～5°挙上
Phase2	外転60°	上腕骨	40°外転
		肩甲骨	20°上方回旋、わずかな前方突出か挙上
		鎖骨	15°挙上
Phase3	外転90°	上腕骨	60°外転、90°外旋
		肩甲骨	30°上方回旋
		鎖骨	30～50°後方回旋、15°挙上

Aは上肢を下に降ろしている安静時を示します。肩鎖関節と胸鎖関節、それとたるんだロープで示されている烏口鎖骨靭帯です。前鋸筋が肩甲骨を上方回旋させると、烏口鎖骨靭帯は伸張されます（図3-**B**）。伸張された靭帯に生じる張力によってクランク形の鎖骨を前方に引き出し、鎖骨が上方回旋することになり、結果的に鎖骨全体が後方回旋するのです。

キーワード　大結節……上腕骨頭の外側にある2つの隆起のうち、外側方を向く大きいほうの隆起のこと。小さいほうの隆起を小結節という。

3 肩関節の動き

図1 ▶ 外転時の肩甲上腕リズム

図2 ▶ 肩甲骨上方回旋と肩関節外転

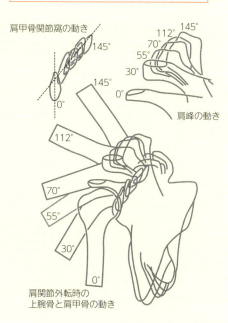

SC関節：胸鎖関節
AC関節：肩鎖関節
GH関節：肩甲上腕関節

図3 ▶ 鎖骨の後方回旋のメカニズム

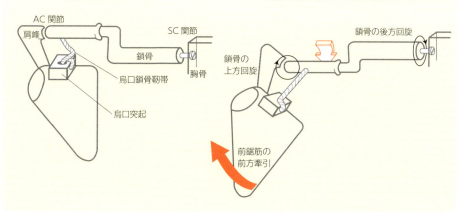

(図1・3『筋骨格系のキネシオロジー 原著第2版』p165,167を参考に作成)

キーワード 肩峰……肩甲棘(肩甲骨背面の上部にある隆起)の外側端にある突起のこと。内側面で鎖骨と連結する。

3 肩関節の動き

肩甲骨関節窩に対する上腕骨頭の動き

肩関節屈曲時の上腕骨頭の動き

次に肩甲骨関節窩に対する上腕骨頭の動きを説明しましょう。

図1は、矢状面での肩関節屈曲時の上腕骨頭の動きです。上腕骨頭の関節面はスピンのように凸の法則で背尾側（後下方）に滑ります。伸張される組織はPC（後方関節包）、ICL（下関節包靱帯）、CHL（烏口上腕靱帯）です。

肩関節外転時の上腕骨頭の動き

図2は、前額面での肩関節外転時の上腕骨頭の動きを示します。上腕骨頭の関節面は凸の法則で尾外側（下外方）に滑ります。引き伸ばされたICL（下関節包靱帯）によってハンモックのように上腕骨頭が支持されます。SCL（上関節包靱

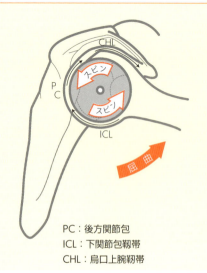

図1 ▶ 肩関節屈曲時の上腕骨頭の動き

PC：後方関節包
ICL：下関節包靱帯
CHL：烏口上腕靱帯

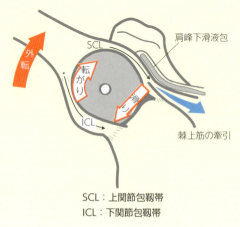

図2 ▶ 肩関節外転時の上腕骨頭の動き

SCL：上関節包靱帯
ICL：下関節包靱帯

キーワード　靱帯……骨と骨をつなぐ強靱な結合組織の束。骨と骨の結合を強める、関節の可動域を制限するといった働きがある。

3 肩関節の動き

帯）はこの靭帯が付着する棘上筋によって引っ張られて緊張を保持しています。

肩関節外旋時の上腕骨頭の動き

図3は、上肢を体側におろした位置（1st position）での、水平面での肩関節外旋時の上腕骨頭の動きを示します。棘下筋・小円筋が上腕骨頭を背側（後方）に回し、上腕骨頭の関節面が腹側に滑ります。肩甲下筋とACL（前関節包靭帯）は伸張され、その結果、他動的緊張を生じます。PCL（後関節包靭帯）は棘下筋の収縮による牽引によって緊張を保持しています。骨頭前後の2つの矢印は外旋時に骨頭を中心に向け、そして安定させる力を表します。

肩関節内旋時の上腕骨頭の動き

図4は、上肢を体側におろした位置（1st position）での水平面での肩関節内旋時の上腕骨頭の動きを示します。明確に表示するために三角筋鎖骨部（前部線維）は示していません。肩甲下筋が小結節を背側に引くことで上腕骨頭の関節面は背側に滑ります。この際大胸筋が過剰に働くと骨頭を腹側に引き出すことになり、肩甲下筋は延長されて筋力が低下していきます。大胸筋と肩甲下筋のバランスが特に重要になります。

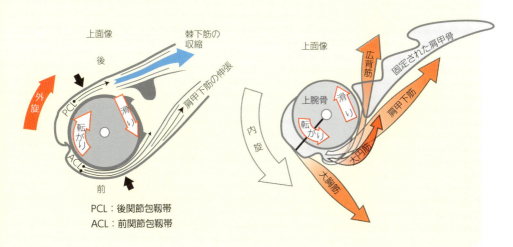

図3 ▶ 肩関節外旋時の上腕骨頭の動き

図4 ▶ 肩関節内旋時の上腕骨頭の動き

PCL：後関節包靭帯
ACL：前関節包靭帯

（図1～4『筋骨格系のキネシオロジー 原著第2版』p162,163,183を参考に作成）

キーワード 矢状面……身体を左右に分ける面のこと。 前額面……身体を前後に分ける面。

4 上肢帯と上肢の機能異常と修正

肩甲骨挙上位と下制位の不良と修正

肩甲骨挙上位と下制位のアライメント

肩甲骨周囲の筋にインバランスが存在すると、通常の姿勢でも肩甲骨の位置に異常が生じ、誤った肩関節の動きが生じてしまいます。

まずは肩甲骨挙上位または下制位の不良アライメントとその修正方法を説明していきましょう。

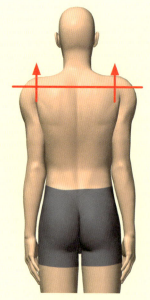

図1 ▶ 両肩峰挙上

両肩峰が第1胸椎棘突起下縁を通る水平線よりも上方にある。

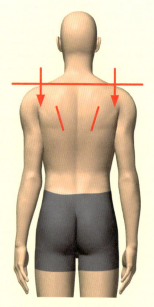

図2 ▶ 両肩峰下制

両肩峰が第1胸椎棘突起下縁を通る水平線よりも下方にあり、肩甲骨は下方回旋している。

キーワード **インバランス**… バランスの不均衡のこと。

図1は、両肩峰が第1胸椎棘突起下縁を通る水平線よりも上方にあります。肩峰を含む肩甲骨は挙上し、頸部は短縮して見えます。僧帽筋上部線維と肩甲挙筋が短縮位にあり、僧帽筋下部線維が延長位にあることを示しています。

図2は、両肩峰が第1胸椎棘突起下縁を通る水平線よりも下方にあり、肩甲骨は下方回旋しています。下方回旋は活動優位な肩甲挙筋と菱形筋が原因で、僧帽筋上部線維は延長位にあることを示しています。また右肩は上腕骨上面の大結節部が肩峰の下に入り込んでいるように見え、肘と体側との距離も左より広がっています。これは三角筋と棘上筋の短縮を示唆します。

肩甲骨挙上位と下制位の筋のインバランス

肩甲骨の挙上では、**僧帽筋上部線維と肩甲挙筋が短縮**し、**僧帽筋下部線維は延長位になり筋力が低下**します。

肩甲骨の下制では、**肩甲挙筋と小菱形筋が短縮**し、**僧帽筋上部線維は延長位になり筋力が低下**します（図3）。

この筋のインバランスを知っておくことが治療を行うのに大切です。

図3 ▶ 肩甲骨挙上位と下制位の原因となる筋インバランス

- 僧帽筋上部線維・短縮
- 肩甲挙筋・短縮
- 僧帽筋上部線維・延長
- 肩甲挙筋・短縮
- 小菱形筋・短縮
- 僧帽筋下部線維・延長

肩甲骨挙上位の原因となる筋インバランス

肩甲骨下制位の原因となる筋インバランス

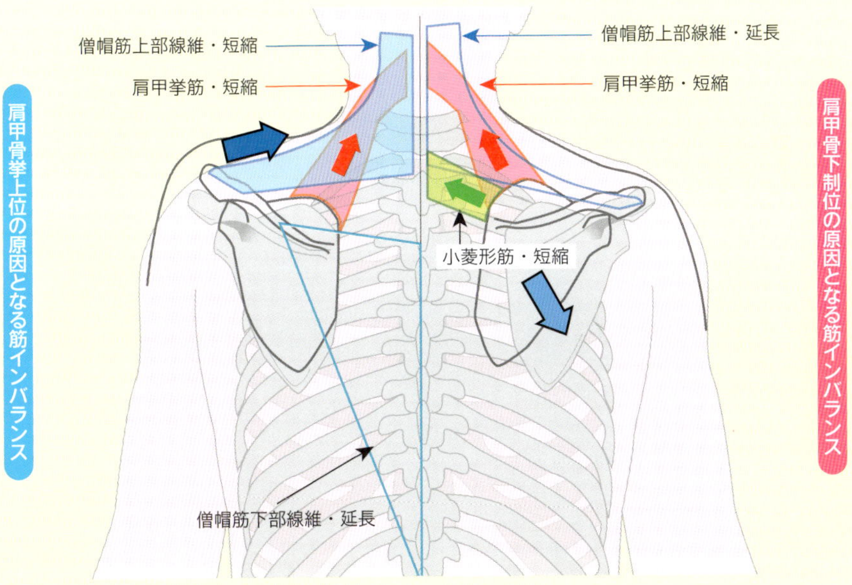

キーワード　棘突起… 脊柱を構成する椎骨の後端にある隆起し突出した箇所。

4 上肢帯と上肢の機能異常と修正

肩甲骨挙上位の修正エクササイズ

エクササイズのポイント

肩甲骨挙上位（P50 図1）では、僧帽筋上部線維と肩甲挙筋の静的（スタティック）ストレッチング、および僧帽筋下部線維の筋力強化エクササイズが必要になります。

僧帽筋上部線維のセルフ・ストレッチング

右手は椅子のやや後方をつかんでおきます。頸椎を左側屈・右回旋することで右の僧帽筋上部線維が伸張されます。左耳が肩よりも前に出るように回しましょう。左手を頭の上に乗せることで、さらにストレッチング効果が増しますが、強く押さえてはダメです。軽く重さが加わる程度にしてください、体幹が左に倒れないように、右手はしっかりと椅子をつかんでおいてください。
30～60秒間ストレッチングを行い、15秒ほど休み、これを3回ほど繰り返します。これらの筋群の伸張性がないと、僧帽筋下部線維の筋力強化の効果が半減してしまいます。

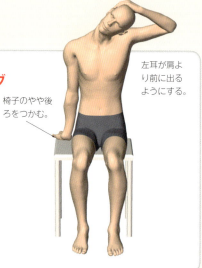

左耳が肩より前に出るようにする。

椅子のやや後ろをつかむ。

肩甲挙筋のセルフ・ストレッチング

右手は椅子のやや後方をつかんでおきます。頸椎を左側屈・左回旋することで右の肩甲挙筋が伸張されます。鼻を肩に近づけるように回しましょう。左手を頭の上に乗せることで、さらにストレッチング効果が増しますが、強く押さえてはダメです。軽く重さが加わる程度にしてください。体幹が左に倒れないように、右手はしっかりと椅子をつかんでおいてください。
30～60秒間ストレッチングを行い、15秒ほど休み、これを3回ほど繰り返します。これらの筋群の伸張性がないと、やはり僧帽筋下部線維の筋力強化の効果が半減してしまいます。

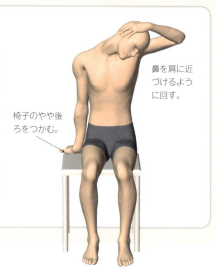

鼻を肩に近づけるように回す。

椅子のやや後ろをつかむ。

エクササイズ3

座位(または立位)での僧帽筋下部線維筋力強化のエクササイズ①

いかり肩では、僧帽筋上部線維は短縮し、僧帽筋下部線維は延長されています。そこで、肩甲骨を上方回旋位にして肩甲挙筋を伸張位にして働きを抑制した状態にして（**1**）、両肩甲骨を下制挙上することで僧帽筋下部線維の強化エクササイズを実施します（**2**）。

下制位にて最低5秒間は止めてください。10回から開始し、徐々に回数を増やしてください。5秒間保持の間に、息は止めないように注意しましょう。

このエクササイズによって、僧帽筋下部線維を使って肩甲骨を下制・内転・後傾させ、大胸筋・小胸筋・広背筋をストレッチングすることも目的としています。

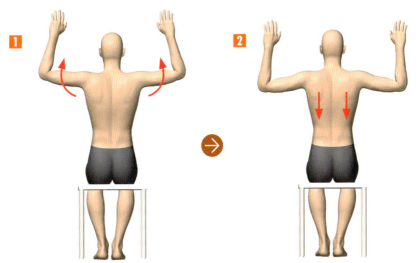

エクササイズ4

立位での僧帽筋下部線維の筋力強化エクササイズ②

肩関節屈曲の最終域では、僧帽筋下部線維の作用により、肩甲骨はわずかに下制・内転・後傾します。しかし、大胸筋・小胸筋・広背筋が短縮していると、この肩甲骨の動きが制限されます。そこで、上肢を屈曲160°で外旋位として手の甲のみを壁につけ、その位置から手の甲を壁から離します。その際には、肩甲骨と上肢がいっしょに動くように意識します。そのとき腹部に力を入れてください。

僧帽筋下部線維を使って肩甲骨を下制・内転・後傾させ、大胸筋・小胸筋・広背筋のストレッチングも同時に行うことになります。

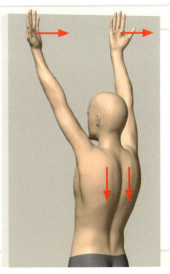

4 上肢帯と上肢の機能異常と修正

肩甲骨下制位の修正エクササイズ

エクササイズのポイント

　肩甲骨下制位（P50 図2）では、肩甲挙筋と小菱形筋のストレッチングが必要になります。肩甲挙筋の筋長検査で肩甲挙筋の短縮の程度を評価しておくこともお勧めします（図1）。

　肩関節最大屈曲位（肩甲骨は上方回旋位）から頸部を屈曲、対側へ側屈・回旋させると肩の屈曲角度が減少する場合は、肩甲挙筋の短縮があり、肩甲骨を下方回旋方向に引いたことが原因と考えられます（図1）。このような場合は、まさしく肩甲挙筋のストレッチングが必要になります。さらには、僧帽筋上部線維の筋力強化エクササイズも必要になります。

エクササイズ 1

肩甲挙筋の セルフ・ストレッチング

ここでは、P52で紹介した肩甲挙筋の静的ストレッチング以外の方法を紹介します。
四つ這いの姿勢で、下腹部をゆっくりと引っ込めて、おへそをゆっくりと背中の方向に引き寄せます。腰椎の過剰な屈曲は多裂筋の収縮によって防いでください。肩甲骨は、前鋸筋を収縮させて外転・上方回旋位とします（ **1** ）。
次に、 **1** の姿勢を維持したままで、顎を引いてから頸部を屈曲させます（ **2** ）。
そこから、回旋軸を一定にしたまま左回旋することで、右肩甲挙筋をストレッチングします（ **3** ）。
さらに、反対側に回旋することで左肩甲挙筋をストレッチングします（ **4** ）。
3 と **4** で、その肢位にて10~20秒間は止めてください。
左右をそれぞれ行った後で、15秒ほどリラックスし、さらに同じ過程を2回繰り返してください。保持の間は、息は止めないようにしてください。

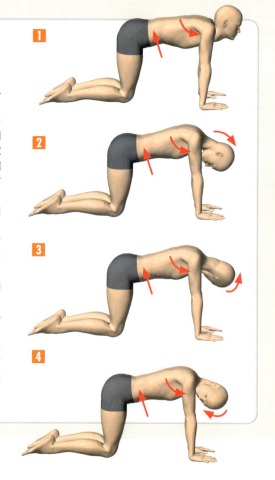

図1 ▶ 肩甲挙筋の筋長検査

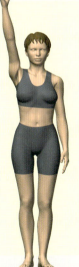
 肩関節最大屈曲位（肩甲骨は上方回旋位）の姿勢をとる。

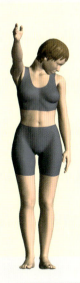
 頸部を屈曲、対側へ側屈・回旋させたとき、肩の屈曲角度が減少する場合は、肩甲挙筋の短縮がある。

エクササイズ 2

座位（または立位）での僧帽筋上部線維の筋力強化エクササイズ

僧帽筋上部線維は筋力強化が必要です。肩甲骨を上方回旋位にして肩甲挙筋を伸張位にして働きを抑制した状態にして（）、両肩甲骨と両上肢をいっしょに挙上することで、僧帽筋上部線維の強化エクササイズを実施します（ 2 ）。

挙上位にて最低5秒間は止めます。10回から開始し、徐々に回数を増やしてください。5秒間保持の間に、息は止めないようにしてください。

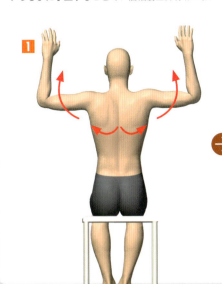
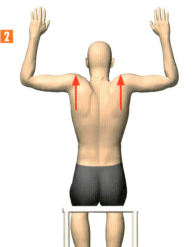

4 上肢帯と上肢の機能異常と修正

肩甲骨の左右評価とエクササイズ

エクササイズのポイント

　肩甲骨挙上位、下制位の不良姿勢では、左右の肩甲骨の上方回旋と下方回旋の左右差を評価し、回旋運動を指導することも大切です。姿勢の観察により、そのアライメントが正常なのか不良なのかをしっかり評価することが大切で、そのアライメントから筋のインバランスと関節の異常な動きを推測できる能力が必要にな

エクササイズ 1

肩甲骨時計回りエクササイズ

これは左肩甲挙筋のストレッチングと左僧帽筋上部線維筋力の強化、および右僧帽筋上部線維のストレッチングと右肩甲挙筋の筋力強化を兼ねたエクササイズです。

左右の肘関節を90°曲げてから肩関節を時計回りに 2 の位置まで回転させます。 2 で5秒止めて 1 の状態に戻します。これを10回から始め、慣れてきたら10回×3セット行うようにします。

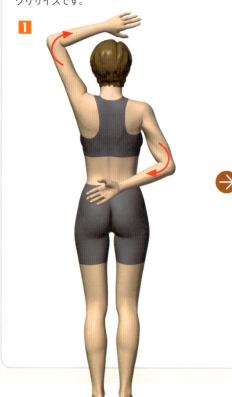
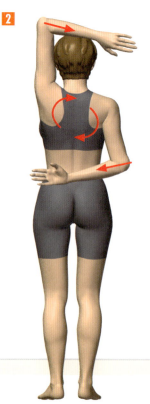

るのです。
　エクササイズ1は、右肩甲骨挙上位・左肩甲骨下制位の左右非対称性を修正するエクササイズです。左肩甲挙筋ストレッチング＋左僧帽筋上部線維筋力強化エクササイズ、および右僧帽筋上部線維ストレッチング＋右肩甲挙筋筋力強化エクササイズを実施します。

　エクササイズ2は、左肩甲骨挙上位・右肩甲骨下制位の左右非対称性を修正するエクササイズです。左僧帽筋上部線維ストレッチング＋左肩甲挙筋筋力強化エクササイズ、および右肩甲挙筋ストレッチング＋右僧帽筋上部線維筋力強化エクササイズを実施します。

エクササイズ2

肩甲骨反時計回りエクササイズ

左僧帽筋上部線維ストレッチングと左肩甲挙筋の筋力強化、および右肩甲挙筋のストレッチングと右僧帽筋上部線維の筋力強化を兼ねたエクササイズです。
エクササイズ1とは腕を逆回りに回転させる方法です。左右の肘関節を90°曲げてから肩関節を反時計回りに 2 の位置まで回転させます。2 で5秒止めて 1 の状態に戻します。これを10回から始め、慣れてきたら10回×3セット行うようにします。

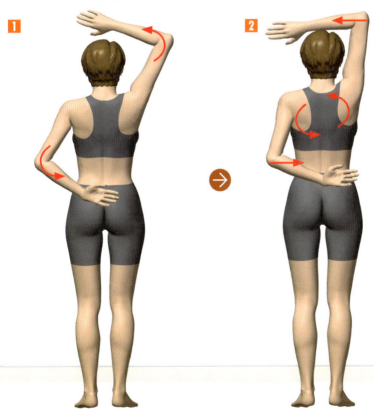

4 上肢帯と上肢の機能異常と修正

翼状肩甲の評価と原因

翼状肩甲とは？

次に上肢帯のアライメント不良でよく見られる翼状肩甲について解説します。

翼状肩甲では、通常の立位時にも肩甲骨下角が浮き上がっており、肩屈曲位からの復位動作や肩外転90°での肩関節外旋でさらに下角が浮いてきます。菱形筋が優位な場合は、肩関節外転90°位（1st position）での肩関節外旋で菱形筋の外形が明確になります。かつ、外旋の代償として肩甲骨の内転が生じます（図1）。この代償を防ぐために、他動的に肩甲骨の内転を抑制すると、外旋可動域と筋力は低下します。

翼状肩甲の評価

図2は、右肩が下制し、肩甲骨は翼状

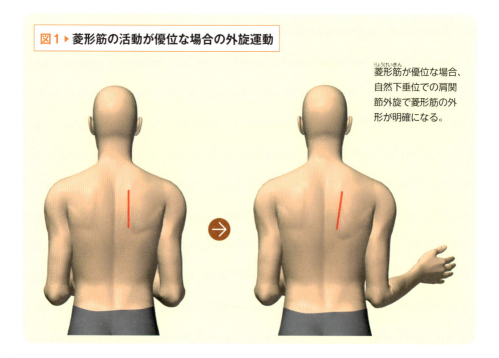

図1 ▶ 菱形筋の活動が優位な場合の外旋運動

菱形筋が優位な場合、自然下垂位での肩関節外旋で菱形筋の外形が明確になる。

キーワード **自然下垂位**… 腕を自然におろした状態の位置。

肩甲になっています。僧帽筋上部線維（図4）に加えて、前鋸筋（図5）の長さも延長位にあることを示しています。また、肩甲挙筋（図6）と菱形筋（図7）は活動が優位になっています。

菱形筋の活動が優位な場合は、前鋸筋の筋力低下も示唆されます。この確認として、患者には肩甲骨面上30°外転位でその肢位を保ってもらいます。上腕の遠位に抵抗をかけても肩甲骨の位置が変化しなければ正常です。しかし、前鋸筋による十分な上方回旋力の固定力が弱い場合、肩甲骨は不安定となり三角筋の牽引力に対抗できなくなり、三角筋筋力により肩甲骨は下方回旋してしまいます（図3）。

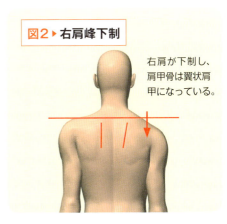

図2▶右肩峰下制

右肩が下制し、肩甲骨は翼状肩甲になっている。

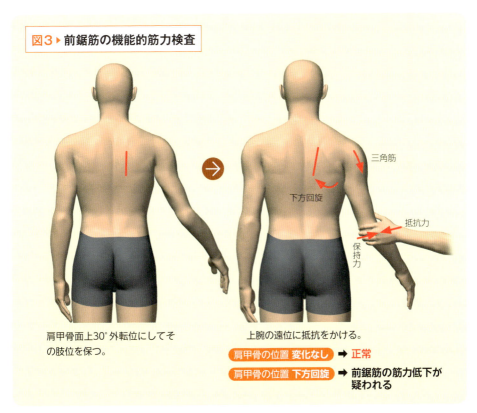

図3▶前鋸筋の機能的筋力検査

三角筋
下方回旋
抵抗力
保持力

肩甲骨面上30°外転位にしてその肢位を保つ。

上腕の遠位に抵抗をかける。

| 肩甲骨の位置 変化なし | ➡ | 正常 |
| 肩甲骨の位置 下方回旋 | ➡ | 前鋸筋の筋力低下が疑われる |

キーワード　遠位・近位…基準となる部位から遠い位置にあることを「遠位」、近い位置にあることを「近位」という。四肢の場合、体側から遠い側を「遠位」、体側に近い側を「近位」という。

菱形筋が優位で、前鋸筋に筋力低下があると肩甲骨の上方回旋が不足することになり、肩関節の挙上が不十分になります。また、菱形筋が棘下筋・小円筋の外旋作用を代償することになり、棘下筋・小円筋の筋力が低下します。この筋力低下は、肩関節挙上時に上腕骨頭を下方に引き関節窩に安定させる機能の低下につながり、上腕骨頭が上方変位する異常を生じさせることにもなります。

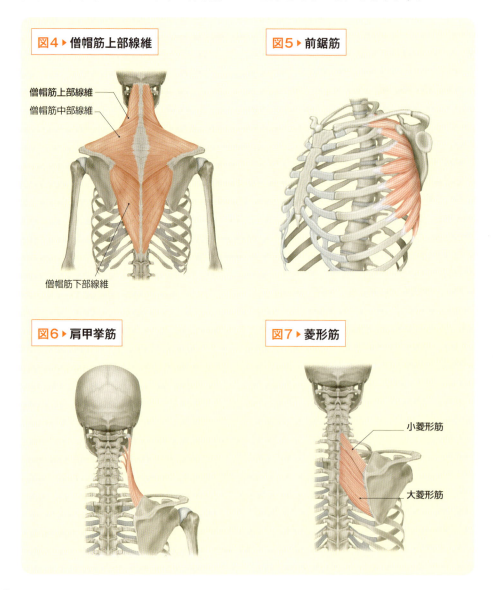

図4 ▶ 僧帽筋上部線維

図5 ▶ 前鋸筋

図6 ▶ 肩甲挙筋

図7 ▶ 菱形筋

翼状肩甲の修正エクササイズ

エクササイズのポイント

翼状肩甲の修正には、前鋸筋の筋力強化エクササイズが必要になります。

最初はパピーポジション（うつ伏せから、両肘を床についた姿勢）から始め、四つ這い位へと進めていきます。さらに雑巾がけをすることで外乱を与え、雑巾がけしていない側の固定性を高めていきます。

エクササイズ 1

前鋸筋強化エクササイズ①

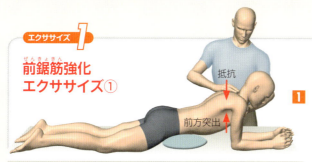

1 前鋸筋に筋力低下がある場合、筋力を強化することが重要になります。まず、両前腕支持の姿勢から肩甲骨を前方に突き出し（前方突出）、胸椎を天井方向に動かします。

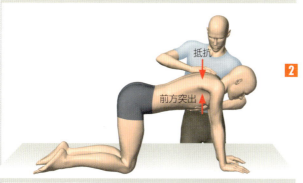

2 これができるようになれば、四つ這いからの両肩甲骨前方突出へと進めます。

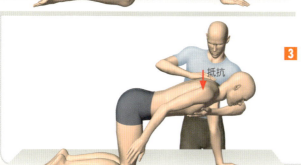

3 次に、一側上肢保持による肩甲骨前方突出ができるようにと、徐々に抵抗を与えながら筋力を強化します。

※セラピストの左手は前方突出の誘導に使います。

前鋸筋強化エクササイズ②

前ページのエクササイズに耐えられるようになれば、一側、例えば右上肢の前鋸筋保持の状態で、外乱として左上肢の雑巾がけを前後・左右へと行い、その間にも右上肢の前鋸筋保持ができるようにと強化していきます。

右前鋸筋を保持した状態。外乱として
左上肢の雑巾がけをする。

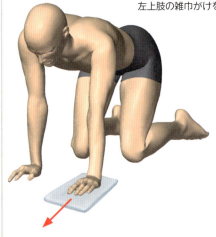
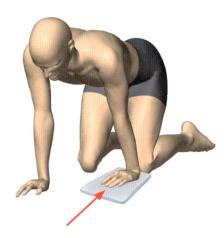
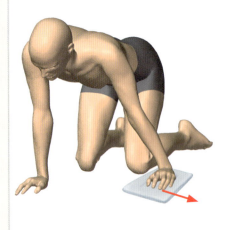
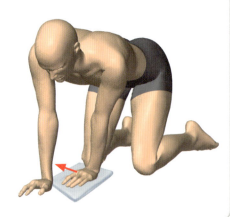

前鋸筋の弛緩のタイミングの違い

　このようなエクササイズが前鋸筋低下の人に必要かというと、そうでもない人もいます。正常な人では肩甲骨の浮き上がりは屈曲時も復位時もないのが正常です。しかし、屈曲時に翼状肩甲はないのに復位時に翼状肩甲が見られる例がそうです（図8）。これは前鋸筋の筋力低下というよりも、前鋸筋の弛緩のタイミングの問題が大きいためです。

　この修正エクササイズとしては、復位時に翼状肩甲が出始める前から手掌に軽度圧迫刺激を与え、患者は前鋸筋の力で押し返すようにします。軽い刺激で十分です。そして実際に翼状肩甲が出るあたりではしっかりと意識させます（図9）。

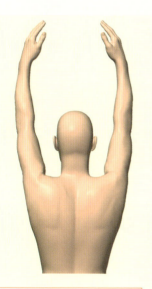

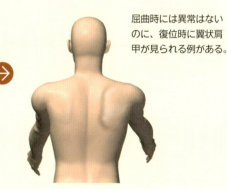

図8 ▶ 肩関節屈曲からの復位時の前鋸筋の問題

屈曲時には異常はないのに、復位時に翼状肩甲が見られる例がある。

図9 ▶ 前鋸筋への軽度圧迫刺激

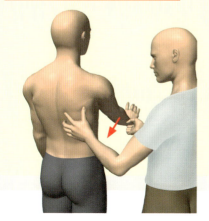

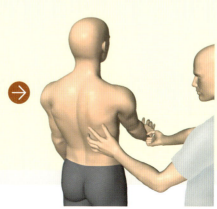

復位時に翼状肩甲が出始める前から手掌に軽度圧迫刺激を与え、患者は前鋸筋の力で押し返すようにする。

4 上肢帯と上肢の機能異常と修正

優位で短縮した大胸筋の修正

大胸筋が優位で短縮している場合の機能障害

次に大胸筋が短縮している場合の機能障害について解説します。

大胸筋（図1）は上腕骨を内転・内旋させます。鎖骨部線維は肩関節を屈曲、水平屈曲、内転、内旋させますが、肩関節90°以上の外転位では内転作用が外転作用に変わります（習慣的機能の逆転）。胸肋部・腹部線維は、上肢帯を下制させます。また腹直筋・外腹斜筋と連結し、体幹を屈曲させます。

肩甲下筋よりも上腕骨のより遠位に付着する大胸筋と広背筋の機能障害は、肩甲上腕関節の機能異常に関与します。大胸筋と広背筋が短縮して硬くなっていれば、肩関節挙上の最後1/3あたりから外旋運動が制限されることになります。

さらに、肩甲下筋と大胸筋のバランスが崩れる、すなわち大胸筋が短縮して肩甲下筋が延長位で筋力低下を起こすと、大胸筋の活動は上腕骨頭の過度な前方滑りを引き起こす原因となります。

広背筋と大胸筋は上肢帯を下制させるため、もしその一方または両方が短縮したり活動優位になると、肩関節屈曲（挙上）に伴わなければならないはずの上肢

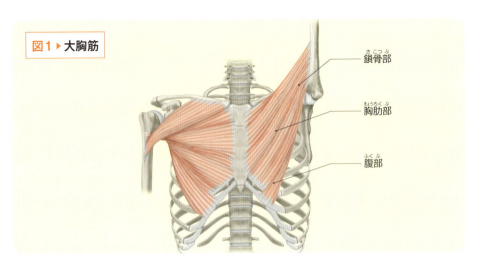

図1 ▶ 大胸筋
- 鎖骨部
- 胸肋部
- 腹部

キーワード 習慣的機能の逆転… 同一の筋が肢位によって相反する機能をもつこと。

帯の挙上を制限してしまい、腕が上がりにくくなります。

大胸筋の筋長検査

大胸筋の筋長検査は、背臥位で膝を立てた姿勢で行います（図2）。これは外腹斜筋という腹部の筋を緩めるためです。大胸筋腹部線維は短縮し、大胸筋鎖骨部は過剰に延長されている例が多いです。腕が床に水平までいかなければ、短縮していることになります。

膝を立てないように股関節を伸展することで肩関節の挙上角度が図2の C よりも減少した場合は、大胸筋腹部線維と連結する外腹斜筋の短縮があることを示します（図3）。

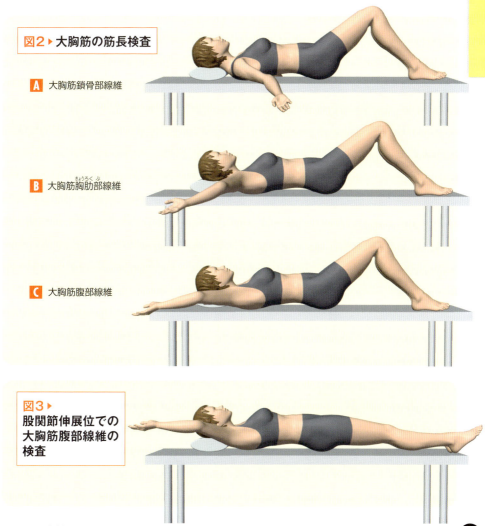

図2 ▶ 大胸筋の筋長検査
A 大胸筋鎖骨部線維
B 大胸筋胸肋部線維
C 大胸筋腹部線維

図3 ▶ 股関節伸展位での大胸筋腹部線維の検査

キーワード　体幹…人体で頭部、四肢を除いた部分。胴体のこと。胸部、腹部、腰部がある。

4 上肢帯と上肢の機能異常と修正

大胸筋のセルフ・ストレッチング

ストレッチングのポイント

ここからは優位で短縮した大胸筋を修正するセルフ・ストレッチングの方法について解説します。大胸筋のセルフ・ストレッチングは、座位と椅子を使った方法の2種類があります。

エクササイズ 1

椅子に座ってのセルフ・ストレッチング

椅子に座って行う方法では、まず両手を頭の高さくらいまで上げて、両手にタオルやベルトを持ちます。そこから手の平を天井に向けるように、両肩関節を外旋して行きます。このとき顎は突き出さず、肘を伸ばしたままで行います。
30~60秒を3回実施してください。

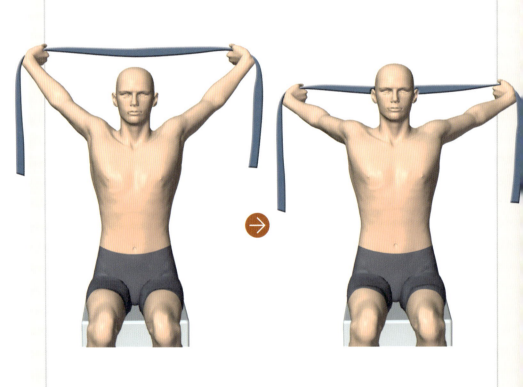

エクササイズ 2

両サイドに椅子を並べてのセルフ・ストレッチング

両サイドに椅子をおき、身体を沈み込ませることにより大胸筋をストレッチする方法です。肩の角度を変えることにより大胸筋の伸びる部位が変わります。上腕骨頭（じょうわんこっとう）の前方偏位（ぜんぽうへんい）には注意しながら行います。

30～60秒を3回実施してください。

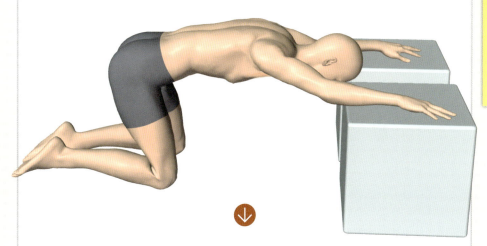

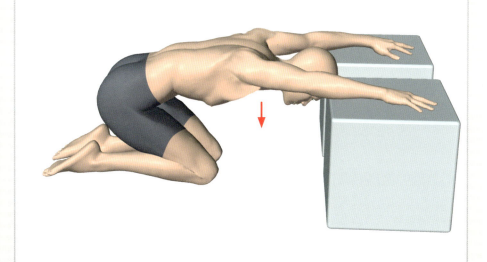

4 上肢帯と上肢の機能異常と修正

優位で短縮した広背筋の修正

広背筋が優位で短縮している場合の機能障害

次に広背筋の短縮による機能障害についてです。

広背筋（図1）は肩関節を伸展、内転、内旋させ、肩を後内方に引きます。また上肢帯の下制と骨盤前傾にも作用します。

広背筋が短縮すると肩を屈曲（挙上）する可動域は制限されます。腹筋群の筋力が正常であれば、腹筋を収縮させようと努力しなくても比較的正常な腰部の弯曲が維持できます。しかし腹筋群の緊張が不足している場合に、患者が肩を屈曲すると代償的に腰椎は伸展してしまいます。

腰椎伸展時に腰痛を訴える患者の広背筋は短縮または硬直していることが多く、その患者が頭部以上の高さのものにリーチ動作をするとやはり腰痛を引き起こすことになります。

広背筋の筋長検査

広背筋の筋長検査は、背臥位で膝を立てた姿勢で行います（図2）。正常では腕が床までつきます（ A ）。しかし短縮している場合は、腕は床につきません（ B ）。その状態で他動的に伸展すると（イラストは他動的に腰椎を伸展した後を示している）、広背筋が緩むことで腕が床に近づくことになります。これはまさしく広背筋の短縮を示唆します。

広背筋の短縮と間違えやすいものがい

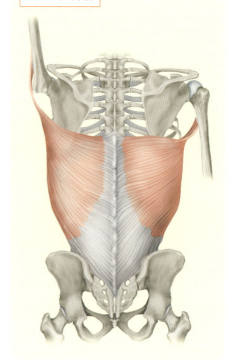

図1 ▶ 広背筋

キーワード　リーチ動作… 物体をとったり触れたりするときの動作。

くつかあります。腹筋上部の短縮では、胸部がへこみ、肩が前方に引かれます。胸椎後弯の顕著な場合も完全屈曲は不可能です。胸椎後弯によって、完全屈曲時の肩甲骨の上方回旋と内転・下制が不足

します。小胸筋の短縮では、肩甲骨は前傾し、上肢帯は下制、前方移動します。結果的に肩関節の可動域は正常でも、腕は床にはつかず、見かけ上の制限となります。

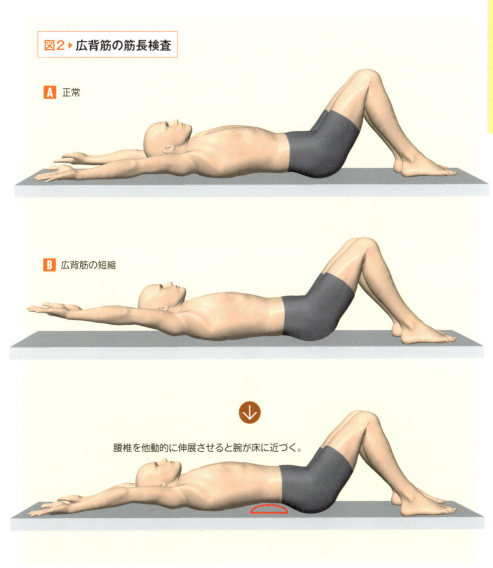

図2▶広背筋の筋長検査

A 正常

B 広背筋の短縮

腰椎を他動的に伸展させると腕が床に近づく。

キーワード　**前弯・後弯**… 前方に弯曲している状態を「前弯」、後方に弯曲している状態を「後弯」という。腰椎前弯、胸椎後弯などという。

広背筋と外腹斜筋の筋長検査

　広背筋と外腹斜筋の短縮を見分ける方法もあります。まず、腰椎中間位で両腕を身体の前で組みます。こうすることで広背筋を緩めて、外腹斜筋の短縮を評価しやすくします（図3）。自動で身体を回旋し、回旋側の外腹斜筋を検査します。右回旋と左回旋時の腰椎・骨盤帯の運動量と質を検査します。自動回旋で左右差があるような制限が確認されたら、その制限位置から他動的にさらに回旋を加えます。同側外腹斜筋が硬いために同側の骨盤を後傾させます。

　両肩関節屈曲90°にして左右の小指球をくっつけさせることで、肩関節外旋・前腕回外位とさせます。ここからの自動回旋では、特に広背筋の短縮を評価しや

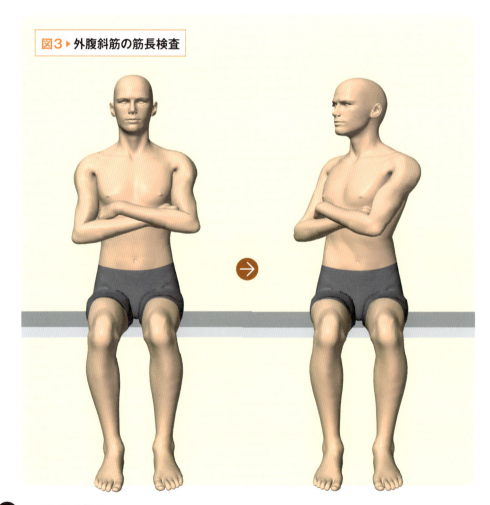

図3 ▶ 外腹斜筋の筋長検査

キーワード **中間位**… 屈曲・伸展・内転・外転などをしていない関節の中間的な位置。

すくなります（図4）。自動で回旋させることで、反対側の広背筋が検査できます。自動運動にて制限が確認されたら、他動でさらに回旋を加えます。対側広背筋が硬いと対側の骨盤が前傾します。

例えば、外腹斜筋検査で右回旋が制限されており、広背筋検査でさらに右回旋が制限されたとなると、右外腹斜筋と左広背筋が硬いことになります。この場合、立ったときには、右骨盤が後傾し、左骨盤が前傾するという非対称な姿勢になります。

しかし外腹斜筋検査で右回旋が制限されており、広背筋検査では左回旋が制限されたとなると、右外腹斜筋と右広背筋が硬いことになります。この場合、立ったときにはその側の骨盤が反対側よりも高くなります。

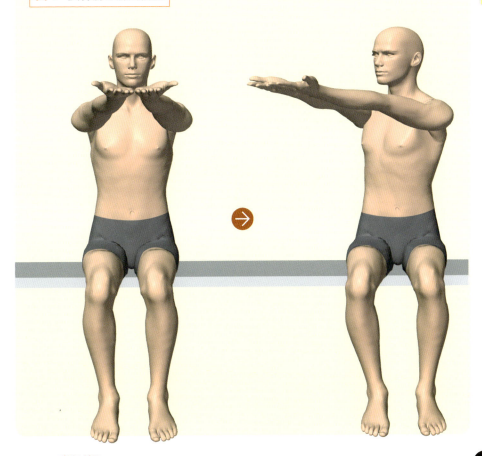

図4 ▶ 広背筋の筋長検査

キーワード　**前傾・後傾**… 正常位よりも前に傾いていることを「前傾」、後ろに傾いていることを「後傾」という。

④ 上肢帯と上肢の機能異常と修正

広背筋のセルフ・ストレッチング

セルフ・ストレッチングのポイント

短縮した広背筋のセルフ・ストレッチングの方法には、四つ這いで行う方法、座って行う方法、立って行う方法など何種類かあります。それぞれ30～60秒を3回実施してください。これらの方法は簡単に見えて難しいものもあります。無理せず、少しずつ行ってください。

エクササイズ 1

四つ這いで行うセルフ・ストレッチング

1つめは、四つ這いの姿勢で行うストレッチングです。
両前腕を床につけて、両前腕と小指同士をくっつけて回外位とします。そこから後方へ重心移動して広背筋をストレッチします。両前腕の間が離れないように、また回内しないように注意します。離れそうになったら、そこまででストレッチします。最初の構えで、両膝と両肘間の距離が広すぎると、後方へ重心移動した際に腰椎が伸展するので注意が必要です。

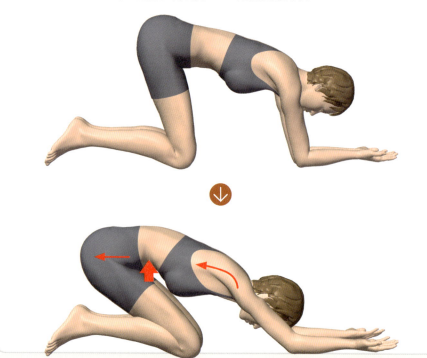

座って行うセルフ・ストレッチング

2つめは、椅子に座って行う方法です。
硬い側（イラストでは左側）の肩関節を90°屈曲し、さらに水平屈曲し、手の平を上に向けることで肩関節を外旋させます。もう一方の手で肘の下を支え、そのまま身体を右回旋させていきます。その際に硬い左側の骨盤が前傾方向に動かないように、腹筋を収縮させて、骨盤を後傾位に保っておきましょう。

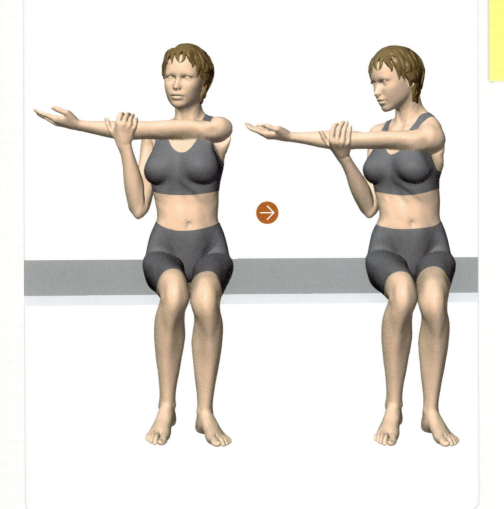

エクササイズ3

立位で行うセルフ・ストレッチング

3つめは立位で行う方法です。広背筋のストレッチング時の腰椎伸展代償(ようついしんてんだいしょう)を防ぐために、踵を壁から10cmほど離して立ち、両肩関節を外旋位(がいせん)にて手掌を壁につけます（**1**）。この構えから、両肘が開かないように（肩関節が内旋しないように）、手掌を壁に沿って上に滑らせていきます（モビリティ）。腰部が壁に接するように、腹部には力を入れておいてください（スタビリティ）（**2**）。慣れるに従い、踵を壁につけて行えるようにします（**3**）。

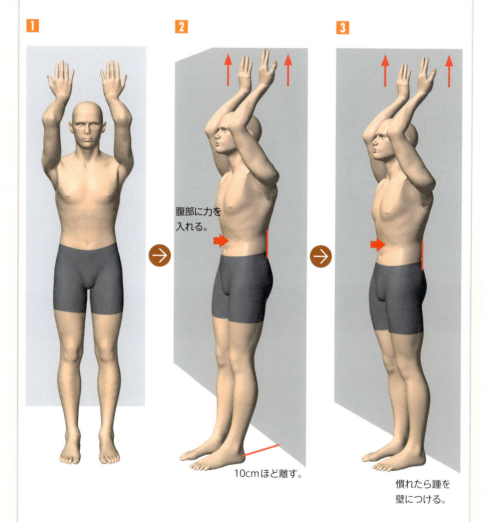

腹部に力を入れる。

10cmほど離す。

慣れたら踵を壁につける。

エクササイズ 4

立位で前腕をつけたセルフ・ストレッチング

4つめは、立位で両前腕をつけて行う方法です。両前腕をつけることで、両肩関節の外旋を増します。そして両肘が離れないように肩関節を屈曲していきます。最初は踵を壁から離して行います（**1**）。

両肘が離れないように（肩関節が内旋しないように）両肩関節を屈曲することで、両腕を挙上していきます（モビリティ）。慣れるに従い、踵を壁につけて行えるようにします（**2**）。

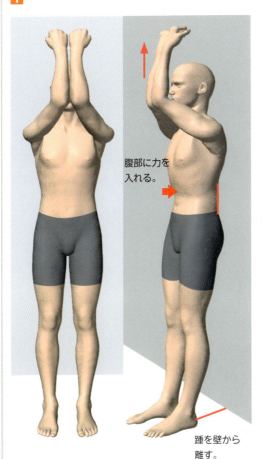

腹部に力を入れる。

踵を壁から離す。

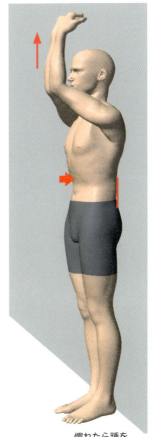

慣れたら踵を壁につける。

エクササイズ 5

両肩関節の外旋を増やしたセルフ・ストレッチング

5つめは、さらに両肩関節の外旋を増やして広背筋のストレッチングを行う方法です。

両手にタオルを持ち、両小指側を離します。腰部が壁に接するように、腹部には力を入れます（スタビリティ）（**1**）。最初は踵を壁から離して行います。タオルが緩まないように（肩関節が内旋しないように）、両肩関節を屈曲することで両腕を挙上していきます（モビリティ）。慣れるに従い、踵を壁につけて行えるようにします（**2**）。

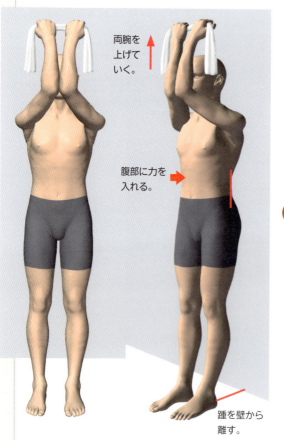

1

両腕を上げていく。

腹部に力を入れる。

踵を壁から離す。

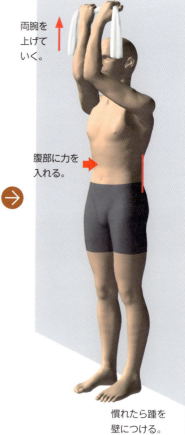

2

両腕を上げていく。

腹部に力を入れる。

慣れたら踵を壁につける。

エクササイズ 6

腰椎伸展を抑制してのセルフ・ストレッチング

6つめは立位で腰椎伸展が起こりやすい人に対して、床に座って行う方法です。エクササイズ5の方法を床に座って行います。腰部が伸展してこないので、広背筋がよく伸びていきます（**1**）。さらに両小指を少しずつ離していき、そこからタオルが緩まないように両腕を挙上していきます（**2**）。

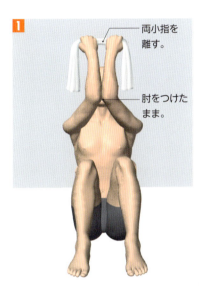

1 両小指を離す。／肘をつけたまま。

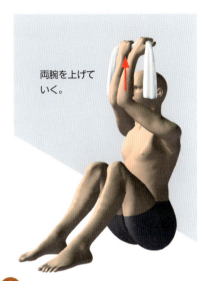

両腕を上げていく。

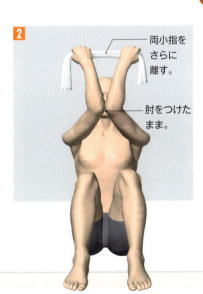

2 両小指をさらに離す。／肘をつけたまま。

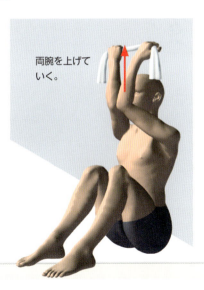

両腕を上げていく。

背臥位で行うセルフ・ストレッチング

7つめは背臥位(仰向け)で行う方法です。まずは両立て膝にて、腹筋群を収縮させて、腰部をベッドにつけるようにします(**1**)。腹筋群を収縮させたままで、骨盤前傾を防止しながら、一側肩関節を屈曲し(**2**)、続いて反対側も屈曲します(**3**)。必要であれば手に重りを持たせることもあります。

次に足部を下方に滑らせながら、一側ずつ股関節を伸展させていきます。同時に腹筋の固定性も促通しています(**4 5**)。骨盤が前傾しそうになったら、そこで股関節の伸展は止めましょう。

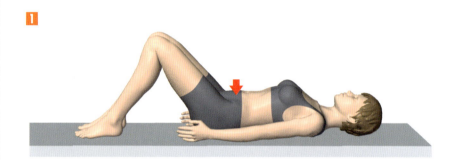

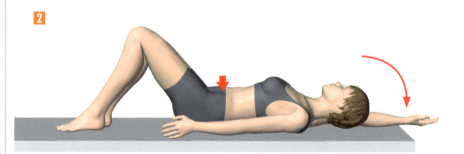

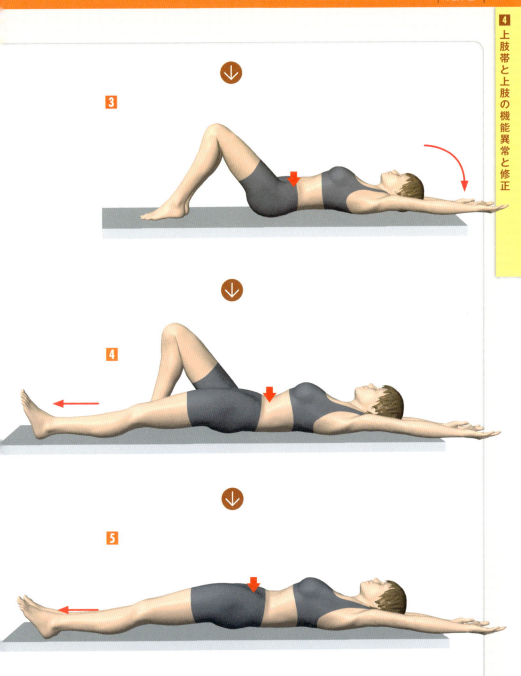

4 上肢帯と上肢の機能異常と修正

大胸筋と広背筋を抑制した肩関節屈曲改善運動

肩関節の屈曲改善指導の目的

ここまで大胸筋と広背筋のストレッチングについて解説してきました。ここからはそれらのストレッチングを行いつつ、優位に働く大胸筋と広背筋を抑制して肩関節の屈曲を指導します。その目的は次の6つです。

① 上肢を挙上する肩関節筋群のパフォーマンス向上
② 肩関節屈曲可動域の増加
③ 上肢の過剰内旋防止
④ 肩甲骨の動きを増加
⑤ 僧帽筋のパフォーマンス向上
⑥ 前鋸筋の固定作用と、胸椎の伸展運動も同時に促通

エクササイズ 1

側臥位で行う肩関節屈曲改善運動

1つめは、側臥位で行う方法です。大きな抱き枕かロールを用いて、上側の肩関節を外旋し、腹筋群を収縮させます。最初は上側の股関節も屈曲位で行いますが、骨盤後傾が腹筋群で可能になれば、イラストのように股関節伸展位で行います。その姿勢から肩関節の過剰内旋を防止しながら、ロールに前腕の尺側をつけたまま滑らせて肩関節を屈曲します。腹筋群は収縮させたままで、前鋸筋の活動と胸椎の伸展運動も同時に促通します。

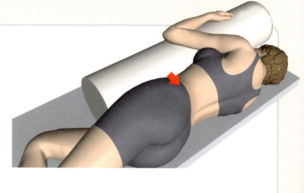

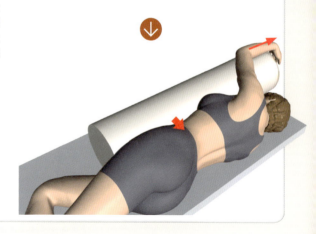

腹臥位で行う肩関節屈曲改善運動

2つめは腹臥位（うつ伏せ）で行う方法です。ベッドから上肢を出します。その上肢の肩関節を外旋し、腹筋群を収縮させます（**1**）。その姿勢から肩関節の過剰内旋を防止しながら、手掌面でベッド横を滑らせながら肩関節を屈曲していきます。腹筋群は収縮したままです（**2**）。翼状肩甲が生じないように前鋸筋の活動を促通し、同時に胸椎伸展運動も促通します。

肩関節屈曲に合わせて肘が外に開く場合は、肩関節が内旋していることを示します。肘が外に開かないように注意することが大切です。

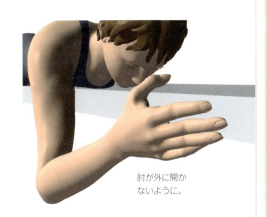

肘が外に開かないように。

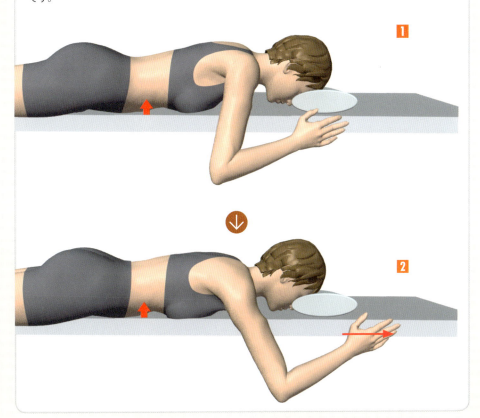

エクササイズ 3

パピーポジションで行う肩関節屈曲改善運動

3つめは両肘で支えたパピーポジションからの方法です。最初は体幹の下に枕をおいて行います。慣れてくるに従い枕は外していきます。または腹筋群を収縮させます（**1**）。さらに前鋸筋を収縮させて、翼状肩甲を防ぎます（**2**）。そして腹筋群を収縮させたまま肩関節の過剰内旋を防止しつつ、前腕を滑らせながら肩関節を屈曲します。腹筋群の収縮に加え、前鋸筋活動と胸椎の伸展運動も同時に促通します（**3**）。このとき肘が外に開かないように注意します。ベッドと前腕との滑りが悪ければ、その間にバスタオルを置いたり、あるいは一側ずつを少しずつ前方にずらすようにします。

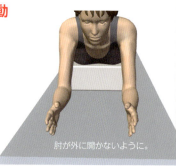

肘が外に開かないように。

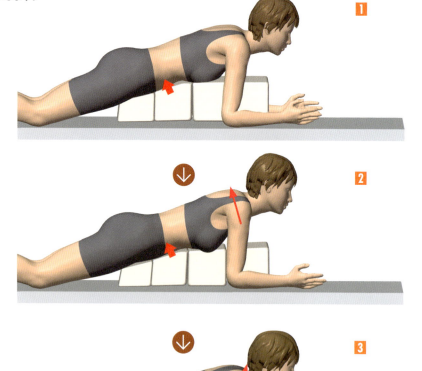

上肢帯と上肢のアライメントの評価と修正エクササイズ | Part 2

4 上肢帯と上肢の機能異常と修正

エクササイズ 4

壁に向かって立位で行う肩関節屈曲改善運動

4つめは壁に向かった立位で行う方法です。
大胸筋が肩甲下筋よりも優位な場合、肩関節は上腕骨頭が前方変位した内旋位をとります。上肢帯は下制し、胸椎は屈曲し、僧帽筋上部線維にも負担が生じます。
この状態で肩関節を屈曲しても、過剰内旋によって大結節が肩峰と衝突してしまい、肩甲骨と上腕骨とのインピンジメント（衝突）を生じます。そこで肩を外旋（正常な位置）させた状態で、前腕の尺側を壁につけ、壁沿いに前腕を滑らせながら肩関節を屈曲することで、大胸筋と広背筋の活動を抑制します。
菱形筋の代償も防ぐように注意します。菱形筋が優位に働くと前鋸筋が負けてしまい、翼状肩甲が出るからです。よって前鋸筋を意識して行います。
最初は A のように腹部に枕を入れて腰椎伸展を防ぎながら行います。次の段階としては、B のように枕を外し、腹筋群を収縮させて、腰椎の伸展を防ぎながら行います。

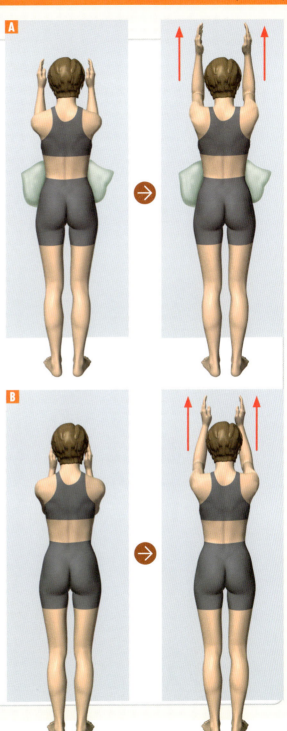

壁を背にした立位で行う肩関節屈曲改善運動

5つめは壁を背にした立位で行う方法です。
壁に背中をつけて、両踵は壁から約7cm離します。まずは A のように両肘関節を90°屈曲して、前腕の尺側が前方を向くように構えます。腹筋群を収縮させて腰椎の伸展を防ぎながら、両腕を頭上に上げていきます。上げるに従い、両肘関節も伸展させていきます。肩関節の内旋を防ぐように注意してください。

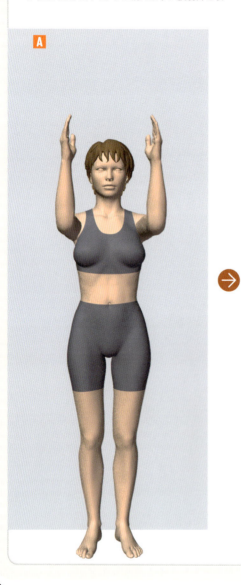

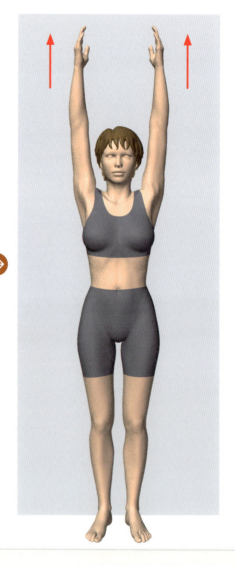

次に B のように両肘は伸展した位置から始めます。両腕を頭上に上げていきますが、テコが長い分だけ A よりも難しくなります。腹筋群は収縮させたままで、肩関節の内旋は防いでください。

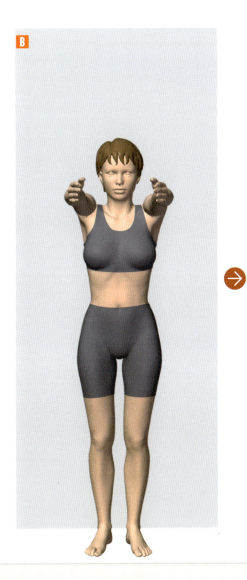

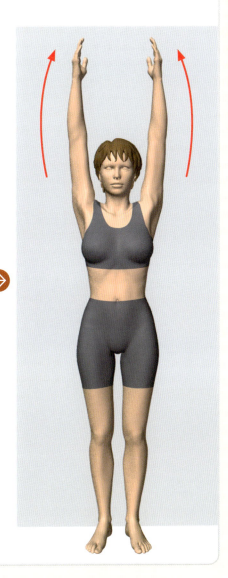

4 上肢帯と上肢の機能異常と修正

大胸筋と広背筋を抑制した肩関節外転改善運動

肩関節の外転改善指導の目的

前出の大胸筋と広背筋のストレッチングは行いつつ、ここでは優位に働く大胸筋と広背筋を抑制して肩関節の外転を指導します。肩関節屈曲改善運動と同様、できるものから無理せず少しずつ行ってください。

なお、この運動の目的は次の5つです。
① 肩関節の可動域増加
② 肩甲骨から上肢までの筋パフォーマンス向上
③ 大胸筋のストレッチング
④ 肩関節内旋.筋群のストレッチング
⑤ 僧帽筋のパフォーマンス向上

エクササイズ 1

背臥位で行う両肩関節外転改善運動

1つめは背臥位で行う方法です。
背臥位になり、肩関節外転90°の位置で最大外旋させます。その位置で腹筋群を収縮させたまま、ベッドに沿って肩関節外旋を維持して外転を続けていきます。どうしても腰椎が伸展（前弯）する場合は立て膝で実施してください。

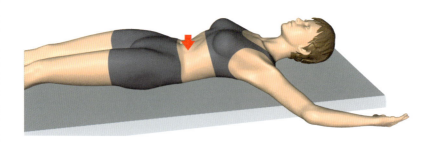

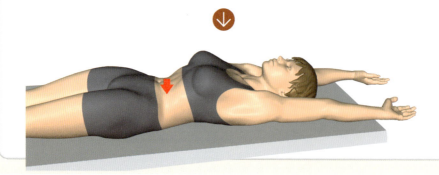

エクササイズ 2

壁を背にした立位で行う両肩関節外転改善運動

2つめは壁を背にした立位で行う方法です。

壁に背中をつけて、両踵は壁から約7cm離します。前腕を壁に沿って滑らせ、両腕が頭上に行くにつれて、両肘関節も伸展させます。腹筋群は収縮させたままで、腰椎伸展を防ぎながら行います。肩関節が内旋しないように注意してください。

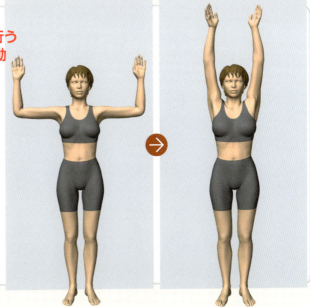

エクササイズ 3

壁に向かった立位で行う両肩関節外転改善運動

3つめは壁に向かった立位で行う方法です。
1のように壁に向かって立ち、手の小指側を壁につけます。このとき肩関節は外旋位です。そこから**2**のように腹筋群を収縮させて腰椎の伸展を防ぎながら、壁に沿って上外側方向に前腕を滑らせて肩関節を外転していきます。このとき肩をすくめたり、内旋しないように注意してください。さらに**3**のように肩甲骨を下制・内転・後傾させながら、壁から両手を離していきます。

壁から両手を離していく。

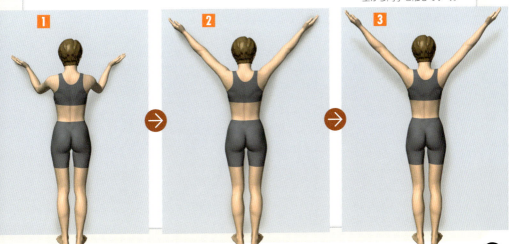

4 上肢帯と上肢の機能異常と修正

延長・弱化した肩甲下筋の筋力強化

大胸筋が優位で硬くなり、肩甲下筋が延長位で弱い

大胸筋が優位で硬くなり、肩甲下筋（図1）が延長位で弱くなると、骨頭は前方に変異して内旋方向に引かれることになります。屈曲・外転・外旋の運動制限も出てきます。

骨頭が肩甲骨関節窩中心でしっかり動くためにも、肩甲下筋の筋力強化（再教育）が必要になります。

図1 ▶ 肩甲下筋

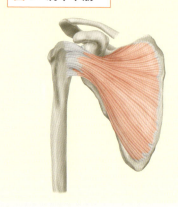

エクササイズ 1

肩甲下筋の筋力強化（再教育）

まず肩甲骨面（Scapula plane：肩甲骨が前額面から35°開いているので、その肩甲骨の延長）（図2）上で肩関節を外転30°にします。前腕をベッドに押しつけるように上腕骨頭を背尾側に引き込ませます。最初は、セラピストの右手で軽く骨頭を腹頭側に押すことで、患者はその抵抗に対して骨頭を背尾側に引き込むようにします。セラピストの左手は、骨頭を引き込む方向を介助します。徐々に抵抗を与えないでも、背尾側に引き込めるようにします（**1**）。

できるようになるに従い、内旋運動による求心性収縮（筋の起始停止の距離が縮まりながら筋力を発揮）（**2**）、外旋運動による遠心性収縮（筋の起始停止の距離が広まりながらも筋力を発揮）（**3**）を5〜10回繰り返させます。これを数セット反復します。

これができてきたなら、肩の外転角度を45°、60°、75°、90°と変えながら同様に行います。

図2 ▶ 肩甲骨面

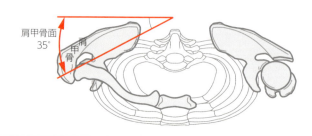

上肢帯と上肢のアライメントの評価と修正エクササイズ | Part 2

4 上肢帯と上肢の機能異常と修正

骨頭を引き込む方向を介助する。

右手で軽く骨頭を腹頭側に押して抵抗を与える。

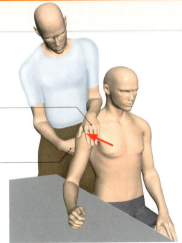

肩関節を外転30°にした状態で、セラピストの抵抗に対して骨頭を背尾側に引き込む。

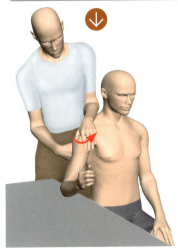

内旋運動による求心性収縮を行う。

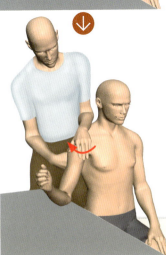

外旋運動による遠心性収縮を行う。

89

4 上肢帯と上肢の機能異常と修正

優位で短縮した大円筋の修正

優位で短縮した大円筋による機能障害

大円筋（図1）が優位で短縮すると、肩甲上腕リズムにおいて、肩甲骨が早く動き出してしまいます。この結果、最終域での関節可動域制限も生じます。

大円筋の筋長検査

大円筋の筋長検査は立て膝の背臥位で行います（図2）。Aで肩甲骨の下角が胸郭より外側へ約1cm以上突出している場合は、短縮が考えられます。Bのように肩甲骨の下角が外側に突出しないように位置を修正したときに、肩の屈曲角度が減少した場合、肩甲上腕関節の筋群が短縮していることが示唆されます。Cのように肩関節を内旋させたときに肩関節屈曲の可動域が増加する場合は、大円筋の短縮を示唆します。

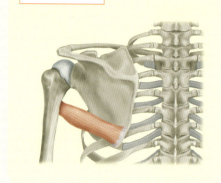

図1 ▶ 大円筋

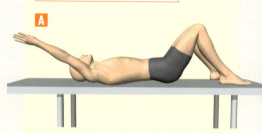

図2 ▶ 大円筋の筋長検査

A

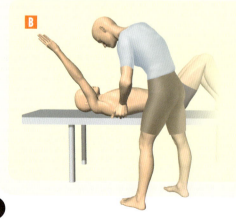

B

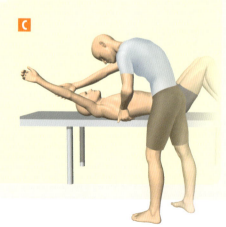

C

エクササイズ 1

大円筋のセルフ・ストレッチング

大円筋のセルフ・ストレッチングは、立て膝の背臥位で行います。

肘は屈曲90°とし、腹筋群を収縮させます。続いて一側肩関節を屈曲していきますが、肩甲骨下角が過剰に動かないように注意します。肩甲骨下角が過剰に動く場合は、他側の手で肩甲骨下角から外側縁を固定します。その状態で肩甲骨下角の過剰な動きを抑制しながら、肩関節を屈曲していきます。

30～60秒を3回実施してください。

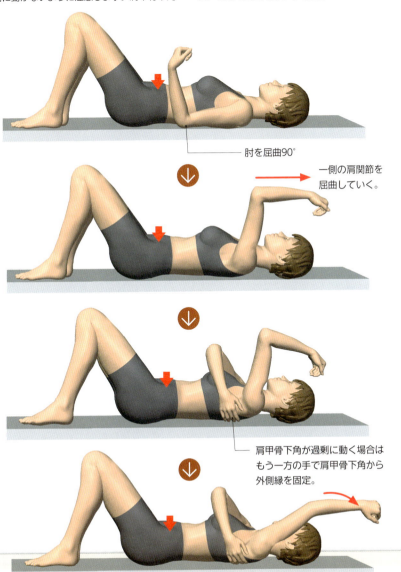

肘を屈曲90°

一側の肩関節を屈曲していく。

肩甲骨下角が過剰に動く場合はもう一方の手で肩甲骨下角から外側縁を固定。

4 上肢帯と上肢の機能異常と修正

優位で短縮した小胸筋の修正

優位で短縮した小胸筋による機能障害

小胸筋（図1）が優位で短縮すると肩甲骨が前傾してねこ背となり、肩甲骨の後傾と上方回旋が難しくなります。肩甲骨の上方回旋が制限された上で腹筋が短縮したり硬くなっている場合、この小胸筋による運動制限はさらに増悪し、胸郭の挙上も制限されてしまいます。

小胸筋の筋長検査

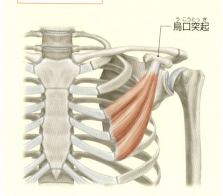

図1 ▶ 小胸筋

小胸筋の筋長検査は立て膝の背臥位で行います（図2）。肩甲骨烏口突起には、上腕二頭筋短頭、烏口腕筋、小胸筋が付着します。鎖骨外側1/3前縁には、三角筋鎖骨部（前部）線維が付着します。短縮の原因が小胸筋かどうかは、他の筋の影響がないことを確認して省くことから始まります。

Aでは右の烏口突起が左に比べて腹側にあります。肩甲棘外側縁が2.5cm以上ベッドから離れており、どれかの筋の短縮が示唆されます。

Bで肘を他動的に屈曲して肩甲骨の前傾が減少すれば、上腕二頭筋短頭が考えられます。

Cで上腕二頭筋が短縮していれば、他動的に肩甲骨のアライメントを修正すると肘関節が屈曲してきます。また肩甲骨前傾の原因が上腕二頭筋であれば、肩甲骨を正しい位置に固定した状態で肘関節を他動的に屈曲すると、肩の伸展が可能になります。

Dで肩を軽度内転・内旋して肩甲骨の前傾が減少すれば、烏口腕筋が考えられます。

また、**E**で肩を軽度屈曲して肩甲骨の前傾が減少すれば、三角筋鎖骨部線維が考えられます。

しかしこれらがすべて当てはまらなかった場合は、小胸筋が原因と考えられます。

図2 ▶ 小胸筋の筋長検査

A

肘関節を他動的に屈曲したとき肩甲骨の前傾が減少
➡上腕二頭筋短頭の短縮が考えられる。

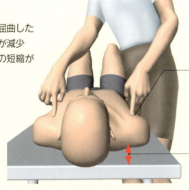

右の烏口突起が左に比べて腹側にある。

肩甲棘外側縁が2.5cm以上ベットから離れている。

B

左右の肩甲骨烏口突起に触れて位置を確かめる。

C

上腕二頭筋が短縮していると、他動的に肘関節のアライメントを修正すると肘関節が屈曲してくる。

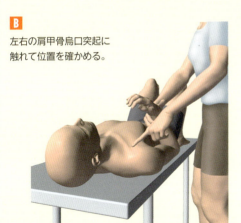

D

肩関節の軽度内転・内旋で肩甲骨の前傾が減少
➡烏口腕筋の短縮が考えられる。

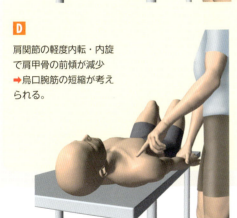

E

肩関節の軽度屈曲で肩甲骨の前傾が減少
➡三角筋鎖骨部線維の短縮が考えられる。

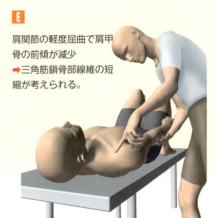

エクササイズ 1

背臥位での小胸筋のセルフ・ストレッチング

1つめは背臥位の方法です。
まずは自らが烏口突起をベッド方向に押してストレッチします。そして烏口突起をベッド方向に押し、肩甲骨を床に固定した状態で反対側へ寝返ることで、小胸筋をストレッチします。寝返る際に、腰椎（ようつい）が過剰に回旋しないように注意してください。

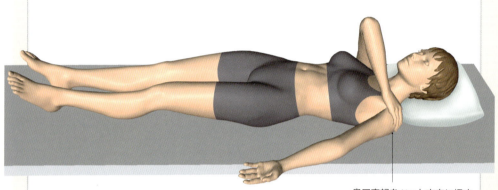

烏口突起をベット方向に押す。

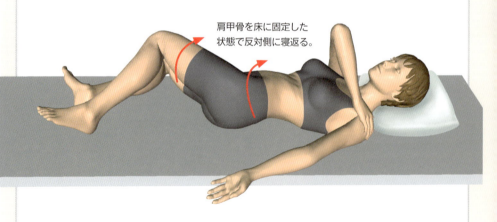

肩甲骨を床に固定した状態で反対側に寝返る。

椅子座位での小胸筋の セルフ・ストレッチング

2つめは椅子座位での方法です。
立位あるいは椅子座位での肩甲骨後傾の運動で、小胸筋がストレッチされずに菱形筋（図3）が収縮すると、肩甲骨の内転と下方回旋が増強する可能性があります。それを防ぐためにも、肩甲骨面上で90°外転、肘屈曲位にて、肩甲骨を外転位にしてから後傾を指導するようにします。必要に応じて腹筋群を収縮させておくといいでしょう。
これらは、30~60秒を3回実施してください。

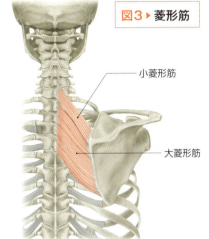

図3 ▶ 菱形筋

- 小菱形筋
- 大菱形筋

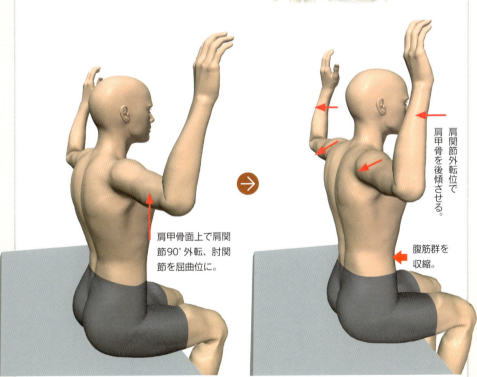

肩甲骨面上で肩関節90°外転、肘関節を屈曲位に。

肩関節外転位で肩甲骨を後傾させる。

腹筋群を収縮。

4 上肢帯と上肢の機能異常と修正

僧帽筋下部線維の段階的筋力強化

僧帽筋下部線維強化の目的

さてここまで順を追って硬くて短縮した筋の修正エクササイズ、およびそれらを抑制しての動きの再教育の方法を説明してきました。ここではさらに僧帽筋下部線維（図1）の段階的筋力強化エクササイズを説明します。

P44「正常な肩関節の動き」の肩関節の屈曲（前方挙上）で示した通り、屈曲160°までは肩甲骨は上方回旋とわずかな挙上・外転の動きが生じますが、屈曲160°以降は肩甲骨はわずかに下制・内転・後傾します。

この下制・内転・後傾には、僧帽筋下部線維の働きが重要となります。その動きを妨げている僧帽筋上部線維・肩甲挙筋・小胸筋などはストレッチしておく必要があります。

図1 ▶ 僧帽筋

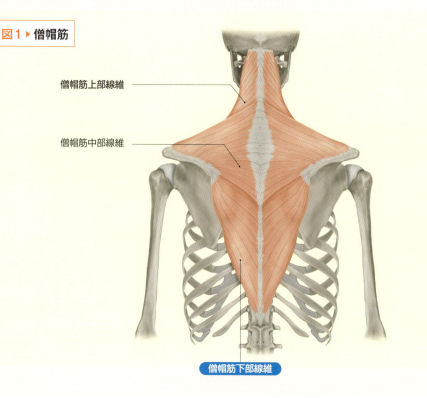

僧帽筋上部線維
僧帽筋中部線維
僧帽筋下部線維

この筋力強化エクササイズの目的は次の5つです。
①僧帽筋下部線維の選択的筋力増強
②肩関節の可動域増加
③肩甲骨から上肢までの筋パフォーマンスの向上
④背筋群のパフォーマンス向上
⑤胸椎後弯改善

エクササイズ 1

僧帽筋下部線維（両側）の段階的筋力強化エクササイズ

1つめは、腹臥位で両側を同時に行う方法です。まず、胸部の下に枕やバスタオルを置きます。腹部には置かないように注意してください。

Aでは両手を頭の後ろで組んで、両肩甲骨を内転して、両肘をベッドまたは床から持ち上げます。

Bでは両手を頭部よりも上に置き、両母指を天井に向けておきます。その位置から、両肩甲骨を内転して、両肘を持ち上げます。肩関節の外旋可動域を増したい場合は、手を肘より高く上げるようにします。

Cでは両ひじを伸展して、両手を頭部よりも上に置き、両上肢を少し外側に開き、両母指を天井に向けます。両肩甲骨を内転して両肘を持ち上げます。手は肘より高く上げてください。

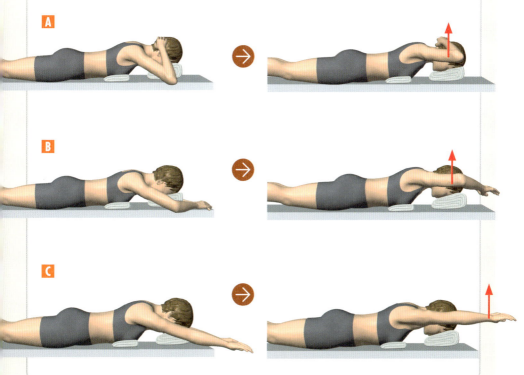

僧帽筋下部線維（一側）の段階的筋力強化エクササイズ

2つめはベッドから片腕を降ろしてから行う方法です。
一側の上肢をベッドから垂らします。腹筋群を収縮させたままで、肩関節を屈曲していきます。後半では胸椎の伸展も伴いながら行っていきましょう。

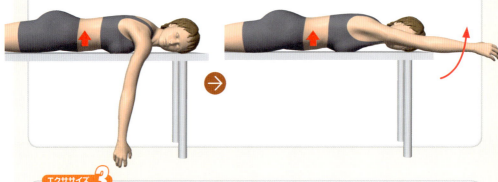

僧帽筋下部線維に対する抵抗運動

3つめは最終域での僧帽筋下部線維に対する抵抗運動です。
僧帽筋下部線維の下制・内転を促通するため、肩甲骨の下角に対して挙上・外転方向に軽い徒手抵抗を加えます。最初はセラピストが患者の上肢を保持して介助します。できるようになれば、自動運動にて軽い抵抗にて下制・内転を誘導していきます。
抵抗は運動を止めるほどの力ではなく、下制・内転を誘導するくらい軽いものです。必要に応じて重りを持たせることもあります。

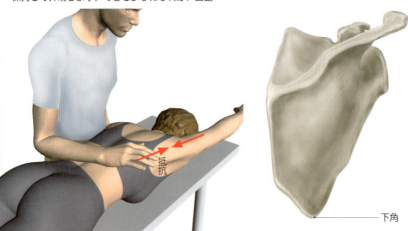

エクササイズ 4

立位での僧帽筋下部線維（両側）の段階的筋力強化エクササイズ

4つめは立位で行う方法です。

肩関節の屈曲あるいは外転の最終域では、正常では肩甲骨はわずかに下制・後傾・内転します。僧帽筋上部線維が硬くて優位に活動している場合は、僧帽筋下部線維は延長位になり筋力は低下します。そこで最終域にて僧帽筋下部線維を収縮させて肩甲骨の下制・内転活動を高めることで、僧帽筋上部線維とのインバランスを改善していきます。

Aでは壁に向かって立ち、屈曲160°程度で手を壁につけ、そこから最終屈曲しながら壁から手を離していきます。最初に上肢の重さを壁で支えていることで、僧帽筋上部線維の過活動を抑制してから行います。

Bは、大胸筋も広背筋も硬い場合で、肩関節を外旋位にして手背を壁につけた位置から実施していきます。いずれも腰椎が伸展する場合は腹部に枕を入れましょう。できるようになれば、イラストのように枕を外して、腹筋を収縮させることで、腰椎の伸展を防ぎましょう。

A

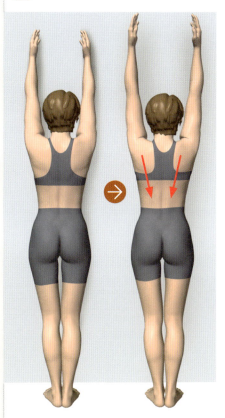

B

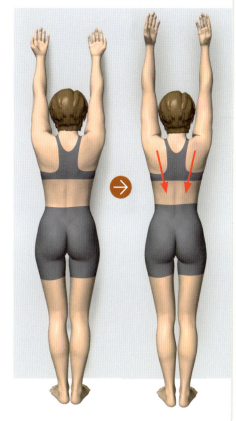

4 上肢帯と上肢の機能異常と修正

優位で短縮した肩関節外旋筋群の改善

肩関節のインナー・マッスルの役割

ここからは肩甲上腕関節の安定化メカニズムの中心的な役割を果たす、**肩関節のインナー・マッスル**（inner muscles）（図1）について解説します。

肩関節のインナー・マッスルは、**棘上筋・棘下筋・小円筋・肩甲下筋**の4筋からなり、これらは**回旋筋腱板**（**ローテーター・カフ=rotator cuff**）（図2）とも呼ばれます。これら4筋のすき間の部分である、**ローテーター・インターバル**（**rotator interval**）は障害を受けやすい場所です。

インナー・マッスルを取り囲むように位置するのが、**アウター・マッスル**（**outer muscles**）です。関節の運動を止めるべく種々の筋が働く同時収縮時は別として、肩甲骨の関節窩上に上腕骨頭が維持されているときに、アウター・マッスルが関節運動でのスピードやパワーの発揮に主として関与すると考えられています。例えば、棘上筋のアウター・マッスルは三角筋肩峰部（中部）線維で、肩甲下筋のアウター・マッスルは大胸筋になります（図3）。

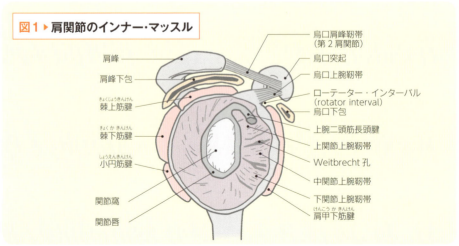

図1 ▶ 肩関節のインナー・マッスル

- 肩峰
- 肩峰下包
- 棘上筋腱
- 棘下筋腱
- 小円筋腱
- 関節窩
- 関節唇
- 烏口肩峰靱帯（第2肩関節）
- 烏口突起
- 烏口上腕靱帯
- ローテーター・インターバル（rotator interval）
- 烏口下包
- 上腕二頭筋長頭腱
- 上関節上腕靱帯
- Weitbrecht 孔
- 中関節上腕靱帯
- 下関節上腕靱帯
- 肩甲下筋腱

（『最新運動療法大全』p484を参考に作成）

キーワード **インナー・マッスル**…身体の深い部分にある筋。深部筋ともいう。

図2 ▶ 回旋筋腱板（ローテーター・カフ）

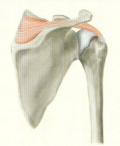

棘上筋

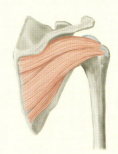

棘下筋

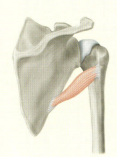

小円筋

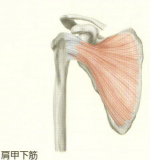

肩甲下筋

図3 ▶ インナー・マッスルとアウター・マッスルの例

肩甲骨の関節窩上に骨頭が維持されているときに、アウター・マッスルが関節運動のスピードやパワーの発揮に主として関与すると考えられている。

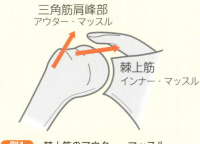

三角筋肩峰部
アウター・マッスル

棘上筋
インナー・マッスル

例1　棘上筋のアウター・マッスルは三角筋肩峰部（中部）線維

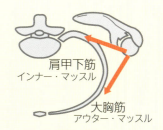

肩甲下筋
インナー・マッスル

大胸筋
アウター・マッスル

例2　肩甲下筋のアウター・マッスルは大胸筋

（『投球障害肩　こう診てこう治せ』p35を参考に作成）

キーワード　**アウター・マッスル**…インナー・マッスルを取り囲むように位置する筋。

棘下筋と小円筋のアウター・マッスルは、三角筋肩甲棘部（後部）線維です。この三角筋肩甲棘部線維に変わって菱形筋が働くと、筋のバランスが崩れて前鋸筋も延長位になって筋力低下を来します。もちろん棘下筋と小円筋も筋力低下を来すことになるのです。

肩関節の関節包の補強にも働く

この回旋筋腱板（ローテーター・カフ）は、肩関節の関節包（図4）の補強にも働きます。肩関節の関節包は、関節を完全に包み、肩甲骨の関節窩の周囲と、関節包の広がりの末端よりも上の関節軟骨にずっと近い上腕骨の解剖頸につきます。関節包は上部と下部が厚いのですが、はなはだ疎で緩いので、関節包には骨をつなぐ役割はなく、肩甲骨と上腕骨は2.5cmあまり離すことができます。このことが肩関節の大きなさまざまな方向への動きの自由度に貢献しています。

関節包周囲の筋群

肩関節の後面は靱帯の補強がありませんが、前面は上・内側・下関節上腕靱帯で、上方は烏口上腕靱帯によって補強されています（→P40図2）。

関節の上方は棘上筋、下方は上腕三頭筋長頭、背側は棘下筋と小円筋の腱、腹側は肩甲下筋腱で補強されています。

両上肢下垂位では、関節包の下方は筋肉で補強されず、たるんで腋窩陥凹を作ります。もしも長期に腕を動かさないと、腋窩陥凹が萎縮、あるいは癒着することになります。

肩関節が屈曲する際には、上腕骨頭は肩甲骨関節窩のなかを背尾側に滑る、凸

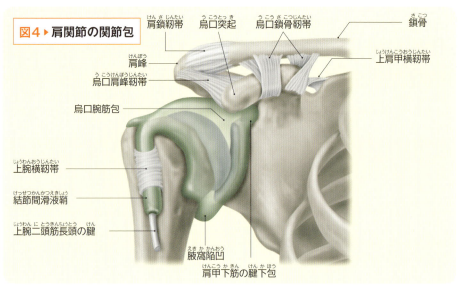

図4▶肩関節の関節包

（『プロメテウス解剖学アトラス 解剖学総論 運動器系 第2版』p261を参考に作成）

キーワード **関節包**…関節を包んでいる袋状の組織。内側に滑膜という膜があり、そこから滑液（関節液）が分泌される。

の法則で動きます（図5 A）。しかし後方関節包が硬化していると、関節包をジャバラ様に押し広げることができず、上腕骨頭が上方に押し上げられることになります（図5 B）。この際に棘下筋と小円筋も短縮していることが考えられます。

肩関節外旋筋群の筋長検査

肩関節の外旋筋群の筋長検査は、背臥位で膝を立てた姿勢で行います（図6）。

正常では肩甲骨の前傾や上腕骨頭前方滑りをほとんど伴わずに、70°内旋（手関節掌屈すると手指が治療台に届く）できます。

A では、大きな内旋可動域が得られているように見えますが、実際には肩甲骨の前傾という代償を生じています。

B のように肩甲骨の前傾を防ぐと、外旋筋群の短縮が明白になります。

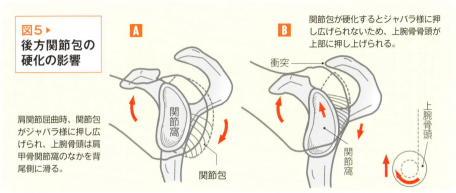

図5 ▶ 後方関節包の硬化の影響

肩関節屈曲時、関節包がジャバラ様に押し広げられ、上腕骨頭は肩甲骨関節窩のなかを背尾側に滑る。

関節包が硬化するとジャバラ様に押し広げられないため、上腕骨頭が上部に押し上げられる。

（『運動機能障害症候群のマネジメント』p214を参考に作成）

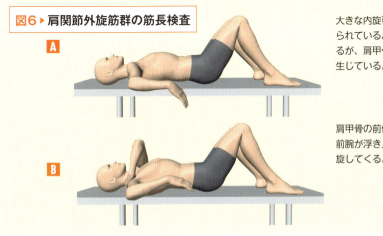

図6 ▶ 肩関節外旋筋群の筋長検査

大きな内旋可動域が得られているように見えるが、肩甲骨の前傾が生じている。

肩甲骨の前傾を防ぐと、前腕が浮き上がり、外旋してくる。

キーワード **関節軟骨**…関節面を覆っている強靭で弾力性のある組織。

後方関節包の硬さの確認

棘下筋・小円筋の停止の硬さに加えて後方関節包も硬いと、肩関節の水平屈曲も制限してしまいます。

その検査方法は次の通りです（図7）。側臥位を開始肢位として（**1**）、肩関節を90°外転した位置で、肩甲骨を固定して止めます（**2**）。そこから水平屈曲させていきますが、正常では腕が床と平行くらいまで下がります。しかし、そこまで行かない場合は、水平屈曲が硬いことになります（**3**）。制限のある水平屈曲の最終域近くで抵抗が急に増して動きが止まるようなら、この動きの最終域感（エンド・フィール＝end feel）はファーム（Firm）、すなわち関節包の硬さが疑われます。

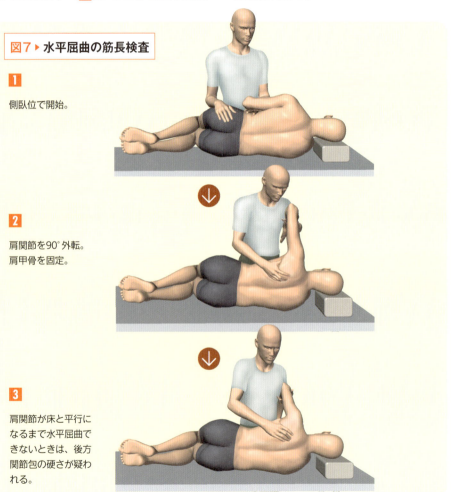

図7 ▶ 水平屈曲の筋長検査

1 側臥位で開始。

2 肩関節を90°外転。肩甲骨を固定。

3 肩関節が床と平行になるまで水平屈曲できないときは、後方関節包の硬さが疑われる。

キーワード **最終域感（end feel）**…運動の最初の停止から最終の停止までの他動的なわずかな可動域に感じられる抵抗感。

4 上肢帯と上肢の機能異常と修正

優位で短縮した肩関節外旋筋群の修正

エクササイズのポイント

　優位で短縮した肩関節外旋筋群の修正エクササイズでは、まず関節包の硬さが疑われる場合は、上腕骨頭背外側滑りの関節包ストレッチングから行います。次に関節包と大円筋のマッサージ、棘下筋のストレッチング、小円筋のストレッチング、スリーパー・ストレッチング、クロスボディ・ストレッチングと進めます。

エクササイズ 1

上腕骨頭背外側滑りの関節包ストレッチング

　関節包の硬さが疑われる場合の試験的治療として、上腕骨頭背外側滑りの関節包ストレッチング、10秒間を3セット行います。ここで再評価を行って水平屈曲が改善しており、背臥位での内旋可動域が改善していたなら、関節包の影響が大きかったことになります。

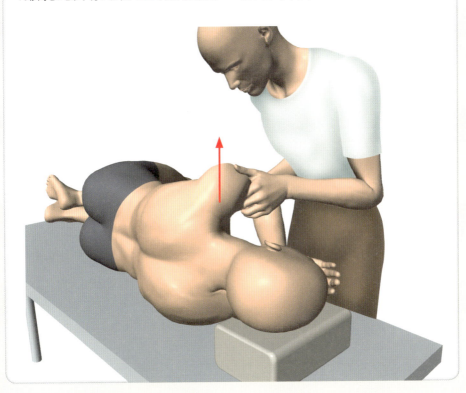

エクササイズ 2

関節包と大円筋の横断マッサージ

次は関節包と大円筋の横断マッサージです。
側臥位となり、抱き枕を抱えさせます。肩関節を屈曲していくと、上腕骨頭が挙上してしまう位置から機能障害は始まっています。
上腕骨頭が挙上する位置のやや手前で、後方関節包のジャバラを伸ばすように横断マッサージを行います（）。
さらに大円筋付着部の横断マッサージも行います（）。
これらは五十肩（肩関節周囲炎）の方にも有効です。

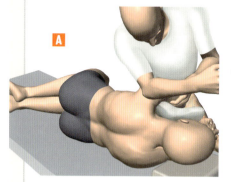
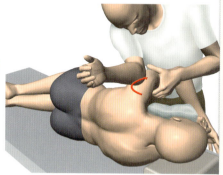

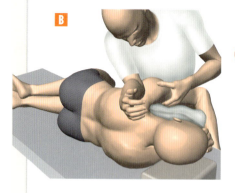
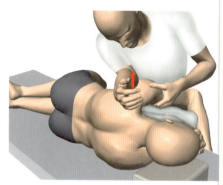

エクササイズ 3

棘下筋のセルフ・ストレッチング

次にストレッチングです。まず、立位で壁の横で行う棘下筋のセルフ・ストレッチングです。肩関節を最大屈曲させ、右上腕と肩甲骨外側(がいそく)を壁にしっかりつけます。この位置から上腕骨を内旋方向に動かします。

30～60秒を3回実施してください。

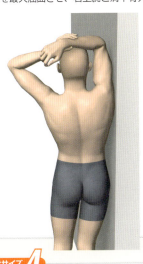 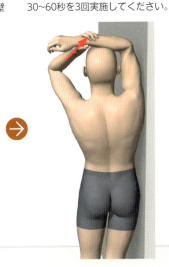

エクササイズ 4

小円筋のセルフ・ストレッチング

次に小円筋のセルフ・ストレッチングです。小円筋の場合は回旋方向が逆になります。小円筋は外旋筋ですが、最終屈曲可動域では習慣的機能の逆転が生じ、肩関節の内旋作用に変わります。このため外旋方向に動かすことで、小円筋のストレッチングができます。すなわち棘下筋と小円筋を分けてストレッチすることが可能となるのです。

30～60秒を3回実施してください。

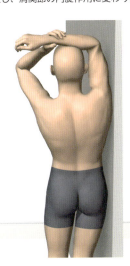 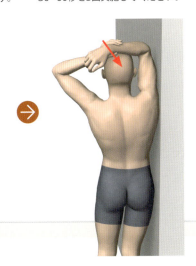

エクササイズ 5

棘下筋と小円筋のスリーパー・ストレッチング

次は特殊なストレッチングで、側臥位になって行う、スリーパー・ストレッチング（Sleeper stretching）です。
肩関節90°屈曲、肘関節90°屈曲とします。右の肩甲骨の上に身体を乗せ、肩甲骨を固定します。この位置から前腕回内のままで肩関節を内旋させます。これによって棘下筋と小円筋がストレッチされます。

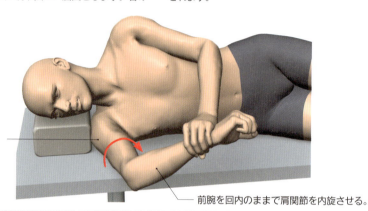

側臥位で肩甲骨の上に身体を乗せて肩甲骨を固定。

前腕を回内のままで肩関節を内旋させる。

エクササイズ 6

棘下筋と小円筋のクロスボディ・ストレッチング

次に、立位で壁に肩甲骨を固定して行う、クロス・ボディ・ストレッチング（Cross-body stretching）です。
肩関節90°屈曲、中等度内旋、肘関節90°屈曲とします。右の肩甲骨を壁で固定し、この位置から肩関節を水平屈曲させます。壁に触れているのは肩甲骨だけで、上腕骨が触れないように注意してください。これによって棘下筋と小円筋に加えて、肩関節後方関節包がストレッチされます。
30〜60秒を3回実施してください。

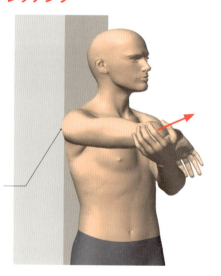

右の肩関節を壁に固定。上腕骨は壁に触れないように。

④ 上肢帯と上肢の機能異常と修正

優位で短縮した肩関節内旋筋の修正

肩甲下筋の短縮で外旋制限

あまり多くはないのですが、肩甲下筋が短縮することで外旋の動きが制限されることがあります。例えば、肩を使うスポーツ選手（野球、テニス、バレーボール、水泳など）の肩甲骨関節窩に、アンカー（糸つきビス）を打ち込んで靭帯や壊れた骨などを固定して脱臼を修復する手術「鏡視下バンカート法」を行った後などに生じることがあります。

肩関節45°外転位での制限は肩甲下筋の影響が大きく、肩関節90°外転位での制限は関節包や靭帯の影響が大きいといわれています。

エクササイズ 1

肩甲下筋のセルフ・ストレッチング

肩甲下筋が短縮することで外旋制限が生じる場合は、肩甲下筋のセルフ・ストレッチングが必要となります。
立位で、肘を体側につけて、90°屈曲した状態で壁やドアに手をつけます。この位置から身体全体を足といっしょに回転させることで、肩関節を外旋していきます。
30〜60秒を3回実施してください。

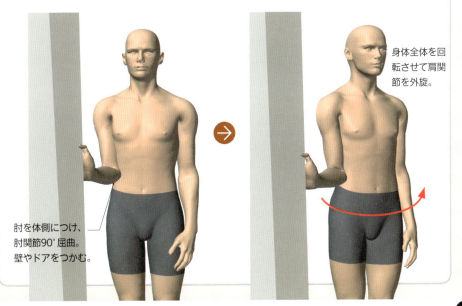

肘を体側につけ、肘関節90°屈曲。壁やドアをつかむ。

身体全体を回転させて肩関節を外旋。

4 上肢帯と上肢の機能異常と修正

肩関節回旋運動の修正

回旋運動修正の目的

ここまで肩関節外旋筋と内旋筋修正について説明をしてきました。次に、外旋筋と内旋筋のバランスが整うのにつれ、両方向への運動の修正を行っていきます。

この修正の目的は次の4つです。
① 肩関節の回旋可動域増加
② 上肢を動かす間の肩甲骨代償運動の防止
③ 上肢を動かす間の上腕骨頭代償運動の防止
④ 肩関節回旋筋群のパフォーマンス向上

エクササイズ 1

背臥位での肩関節回旋運動修正のセルフ・ストレッチング

1つめは、背臥位で行うストレッチングです。
まず反対側の手で肩甲骨を固定します。必要に応じて上腕と肘の下にタオルを入れます。特に菱形筋などの代償がある場合は、タオルを入れて上腕を肩甲骨面上に揃えます。
外旋筋群をストレッチングする場合は、肩関節を内旋させていきます（**A**）。肩甲骨が前傾しないように注意してください。
内旋筋群をストレッチングする場合は、肩関節を外旋させていきます（**B**）。このときは腰部が伸展して前弯しないように、腹筋群を収縮させておきます。
これらの運動は、必要であれば、手に重りを持たせて行います。

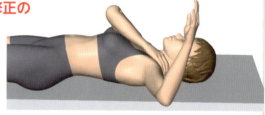

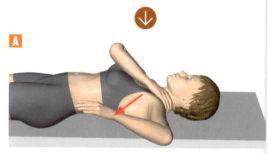
A

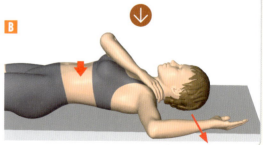
B

エクササイズ 2

腹臥位での肩関節回旋運動修正のエクササイズ

2つめは腹臥位で行う方法です。
まずタオルを腕の下に置き、上腕を肩関節の高さに調整します。しかし菱形筋などの代償が入る場合は、タオルを入れず、上腕を肩甲骨面上に揃えます。肘は屈曲して、前腕を下垂させます。
上腕を軸に、内旋筋のパフォーマンス向上を行います（ A ）。外旋筋の拮抗筋の強化につながります。上腕をタオルから持ち上げないように注意してください。

次に上腕を軸に、外旋筋のパフォーマンス向上を行います（ B ）。内旋筋の拮抗筋の強化につながります。上腕をタオルから持ち上げないように注意してください。また腹筋群を収縮させて、腰椎の伸展を防いでください。
これらの運動は必要であれば、手に重りを持たせて行います。

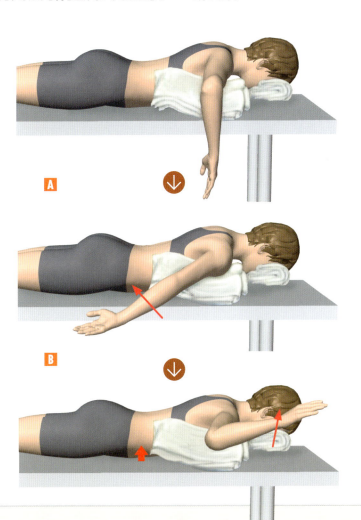

4 上肢帯と上肢の機能異常と修正

肩関節包の他動的ストレッチング

ストレッチングの進め方

次に肩の関節包を他動的にストレッチングする方法を4つ紹介します。症状に応じて適した方法を選択してください。

エクササイズ 1

関節包後外方のストレッチング

1つめは関節包後外方のストレッチングです。
肩関節に外側への牽引をベルトで加えてからの、上腕骨頭背側滑りです。肩甲骨面を保持するため、肩甲骨下にウェッジあるいは重錘を置きます。肩関節の水平屈曲または屈曲の改善に効果的です。

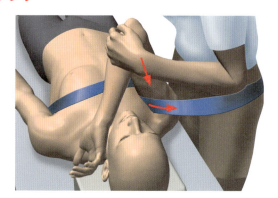

エクササイズ 2

関節包下方のストレッチング

2つめは関節包下方のストレッチングです。
上腕骨を制限域まで外旋・屈曲して固定します。その位置から他動的に肩甲骨外側縁（下角）を内転方向に押し込むことで、関節包下方のストレッチングを行います。肩関節屈曲、外転または外旋の改善に効果的です。

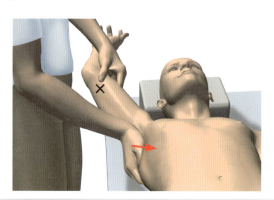

エクササイズ 3

関節包後方と前方のストレッチング

3つめは関節包後方と前方のストレッチングです。

上腕骨を制限域まで外旋・屈曲して固定します。上腕の背側の大結節までをウェッジあるいは重錘をあてることで、上腕を固定します。そして肩甲骨を、烏口突起を介して背側に押します。肩関節屈曲、外転、外旋または内旋の改善に効果的です。

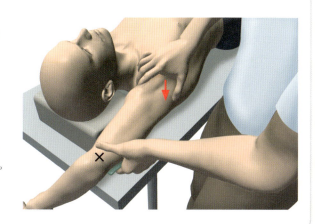

エクササイズ 4

関節包全体のストレッチング

4つめは関節包全体のストレッチングです。
肩関節をゼロポジション（図1）、すなわち130〜150°程度の屈曲・外転位とします。その位置で肩甲骨が挙上しないように、セラピストの左手で固定します。そしてセラピストの右手で上腕骨を頭側に引くことで、関節包全体をストレッチングします。肩関節屈曲、外転、外旋または内旋の改善に効果的です。

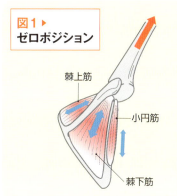

図1 ▶ ゼロポジション

棘上筋 / 小円筋 / 棘下筋

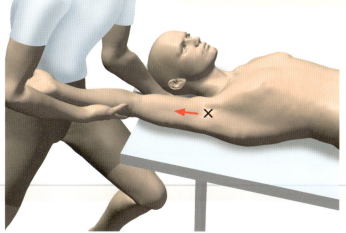

上腕三頭筋長頭のセルフ・ストレッチング

もしも関節包下方にある上腕三頭筋長頭が短縮している場合は、この筋のセルフ・ストレッチングを実施します。
椅子座位で身体の後ろでタオルを持ちます。右肩を最大屈曲していき、頭の横につけます（**1**）。

その位置からタオルを下に引くことで、右肘を屈曲方向に動かし、上腕三頭筋長頭をストレッチします（**2**）。右肘が頭から離れたり、腰が伸展して反ってしまうことのないように注意しましょう。
30〜60秒を3回実施してください。

1 身体の後ろでタオルを持ち、右肩を最大屈曲して頭の横につける。

2 タオルを下に引いて上腕三頭筋長頭をストレッチする。

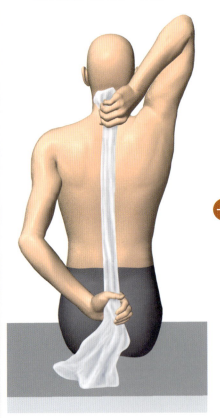
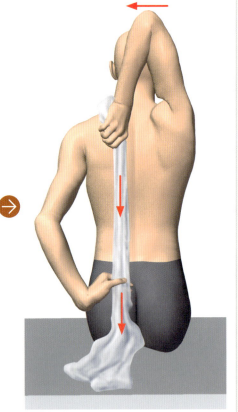

4 上肢帯と上肢の機能異常と修正

カフ・エクササイズ（回旋筋腱板強化）

セラバンドの軽い抵抗で行う

カフ・エクササイズとは、棘上筋・棘下筋・小円筋・肩甲下筋の回旋筋腱板（ローテーター・カフ＝rotator cuff）の筋力強化エクササイズです。

これらの筋は元々大きな筋力を有する筋ではないので、抵抗は軽めに行います。抵抗運動で用いるのは、セラバンド（Thera-Band®）というゴム様の伸縮性のあるバンドです。1mのセラバンドを何％伸ばしたときに、引っ張り戻そうとする張力がセラバンドの色に応じて異

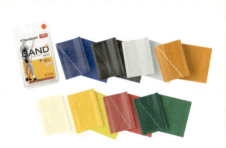

なっています（表1）。

カフ・エクササイズではセラバンドを50％程度まで伸ばすので、そのときの負荷量は0.8kgの黄色、または1.2kgの赤色で十分です。

表1 ▶ セラバンドの張力

（単位:kg）

伸張率	黄	赤	緑	青	黒	銀	金
25%	0.5	0.7	0.9	1.3	1.6	2.3	3.6
50%	0.8	1.2	1.4	2.1	2.9	3.9	6.3
75%	1.1	1.5	1.9	2.7	3.7	5	8.2
100%	1.3	1.8	2.3	3.2	4.4	6	9.8
125%	1.5	2	2.6	3.7	5	6.9	11.2
150%	1.8	2.2	3	4.1	5.6	7.8	12.5
175%	2	2.5	3.3	4.6	6.1	8.6	13.8
200%	2.2	2.7	3.6	5	6.7	9.5	15.2
225%	2.4	2.9	4	5.5	7.4	10.5	16.6
250%	2.6	3.2	4.4	6.1	8	11.5	18.2

セラバンド 問い合わせ先:株式会社 D&M　http://www.dmsupporter.jp

エクササイズ 1

棘上筋の筋力強化エクササイズ

1つめは棘上筋の筋力強化エクササイズです。右上肢を行う場合、身体の後ろにセラバンドを渡します。左の踵でセラバンドを固定し、手を下げた状態でバンドが張りすぎたり緩んだりしない長さに調節します。この位置から、バンドを50％ほど伸ばす動作になります。肩は、肩甲骨面上で30°まで外転させます。外転時だけ、棘上筋に力を入れさせ、戻すときは、バンドの張力で戻すようにします。
三角筋が働くのは代償になりますので、瞬間的に素早く軽く30°まで外転するのが理想です。
20回を3セット行いましょう。

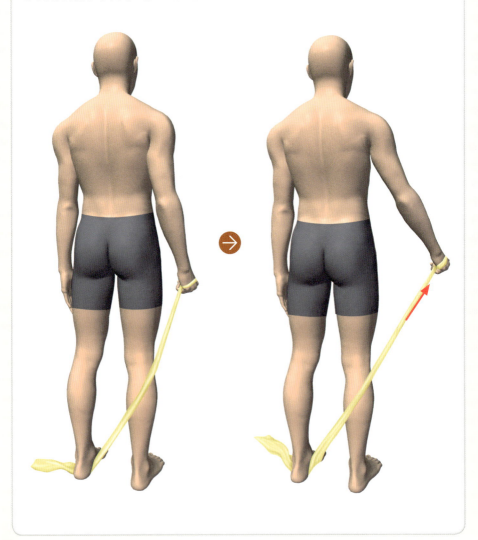

エクササイズ 2

棘下筋・小円筋の筋力強化エクササイズ①

2つめは棘下筋・小円筋の筋力強化エクササイズです。
セラバンドを動かす腕と反対側に固定し、バンドが張りすぎたり緩んだりしない1mほどの長さに調節します。

まず肘は体側につけ瞬間的に素早く軽く外旋運動を行います（A）。戻すときは、バンドの張力で戻すようにします。この運動では、特に棘下筋上部線維と中部線維が強化されます。（次ページへ続く）

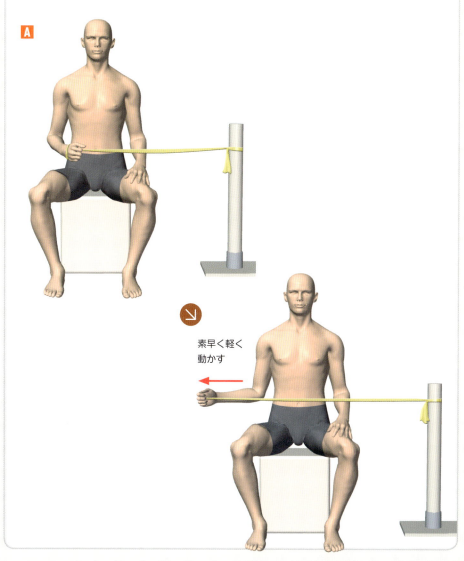

素早く軽く動かす

エクササイズ 2

棘下筋・小円筋の筋力強化エクササイズ②

次に外転して開いた大腿部の中央に肘を置き、同様に行います（ B ）。このときには肩関節は肩甲骨面上で45°外転した角度に相当します。この運動では特に棘下筋中部線維と下部線維が強化されます。

そして次に外転して開いた大腿部の遠位端に肘を置き、同様に行います（ C ）。このときには肩関節は肩甲骨面上で90°外転した角度に相当します。この運動では、特に棘下筋下部線維と小円筋が強化されます。

それぞれ、20回を3セット行いましょう。

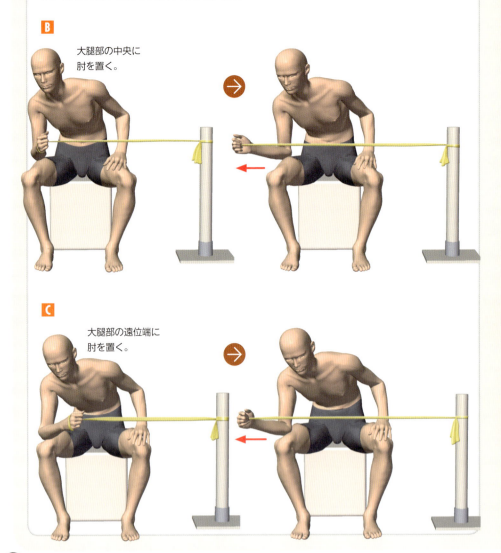

B 大腿部の中央に肘を置く。

C 大腿部の遠位端に肘を置く。

エクササイズ 3

肩甲下筋の筋力強化エクササイズ

3つめは肩甲下筋の筋力強化エクササイズです。セラバンドを動かす腕と同側に固定し、バンドが張りすぎたり緩んだりしない1mほどの長さに調節します。肘は体側につけ瞬間的に素早く軽く内旋運動を行います。戻すときはバンドの張力で戻すようにします。

20回を3セット行いましょう。

エクササイズ2のように、肘を大腿部に置くことで、肩甲下筋の活動する線維を変化させることもできます。

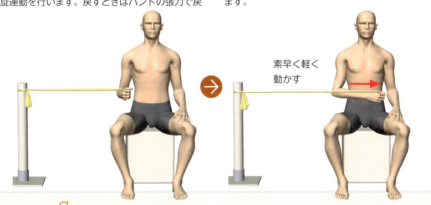

素早く軽く動かす

エクササイズ 4

肩関節90°以上外転位での棘下筋・小円筋の筋力強化エクササイズ

4つめは応用編としての肩関節90°以上外転位での棘下筋・小円筋の筋力強化エクササイズです。身体を斜めに回して、肩甲骨がピタッと壁につくようにします。前腕は、壁から外に出して置くほうがやりやすいです。この位置で、外旋運動を反復します。

20回を3セット行いましょう。

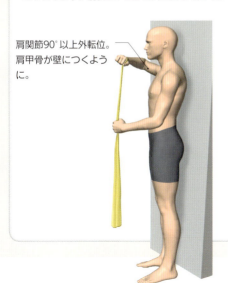

肩関節90°以上外転位。肩甲骨が壁につくように。

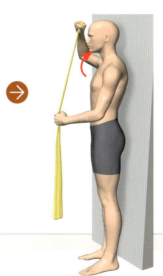

肘関節屈曲の修正エクササイズ

肘関節屈曲の原因

ここからは肘関節・前腕・手関節・手指の機能異常と修正について解説します。まずは肘関節の機能異常についてです。

立位になると肘関節が屈曲していることがあります。これは上腕骨が床に垂直ではなく、肘が肩よりも後方にある状態です。上腕二頭筋と上腕筋が優位で短縮し、上腕三頭筋（図1）が延長している状態です。

図1 ▶ 上腕二頭筋・上腕筋・上腕三頭筋

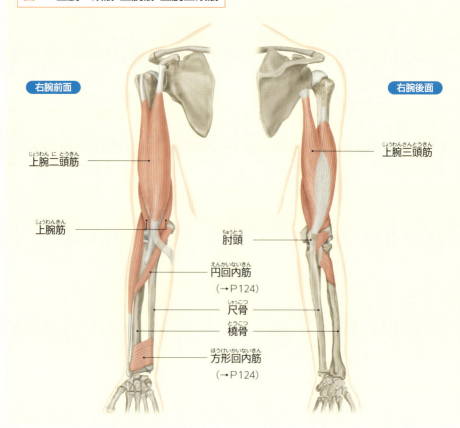

エクササイズ 1

上腕二頭筋と上腕筋のセルフ・ストレッチング

まず、上腕二頭筋と上腕筋のセルフ・ストレッチングです。これは立位で行います。
まず肩関節30°〜45°程度で壁やドアに手をつきます。この位置から身体を足といっしょに反対側に回旋させることで、筋群をストレッチします（ A ）。

次に肩関節120°〜135°程度で壁やドアに手をつき、同様に身体と足をいっしょに回旋させて筋群をストレッチします（ B ）。
それぞれ30〜60秒を3回実施してください。

A
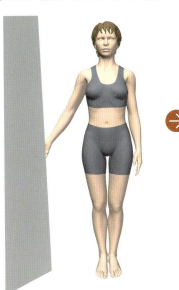
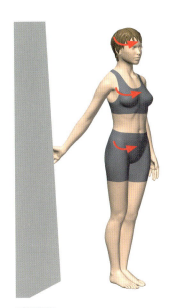

B
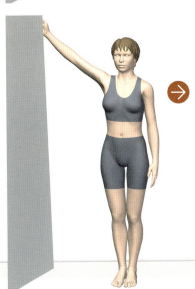
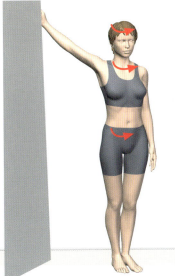

大股歩行で肘関節の修正

肘をしっかり伸展させるためには、上腕三頭筋の強化も必要になります。歩行を通して肘関節をしっかり伸ばすようにしましょう。

まず、1つめは後弯前弯型(こうわんぜんわんがた)の姿勢の人にも有効な「大股歩行」です。

ふだんよりも5～10cm大股で歩きましょう。まず足を前に振り出すときに、後ろ側のお尻の大殿筋(だいでんきん)にキュッと力を入れましょう。

大股で歩くことだけを意識すると腰が反りがちになってしまいます。そこで、おへそを背骨に近づけるように腹筋に力を入れながら歩きましょう。ヒップアップ効果にもつながります。

振り出した足を床につけるときには、踵からつけるようにしてください。ハイヒールばかり履いている人はつま先からつこうとしますが、それはNGです。

さらに胸の真ん中を前に突き出すようにし、手も前後にしっかりと振るように歩きましょう。腕を後ろに振るときに、肘をしっかり伸ばすように心がけましょう。

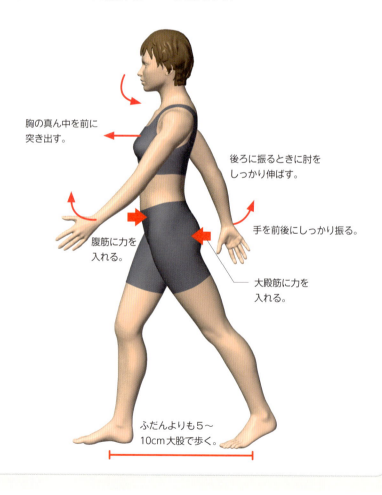

胸の真ん中を前に突き出す。

後ろに振るときに肘をしっかり伸ばす。

腹筋に力を入れる。

手を前後にしっかり振る。

大殿筋に力を入れる。

ふだんよりも5～10cm大股で歩く。

エクササイズ 3

もも上げ歩行で姿勢の改善

2つめは、後弯平坦型と平背型の姿勢の人にも有効な「もも上げ歩行」です。

ふだんよりも、ももを持ち上げて歩きます。腸腰筋を使って、ももを高く上げるときに腰が丸まらないように腰の筋肉（特に腰腸肋筋）にも力を入れておいてください。また、足をついているほうのお尻の大殿筋にもしっかりと力を入れてください。

振り出した足を床につけるときには、踵からつけるようにしてください。胸の真ん中を前に突き出すようにし、手も前後にしっかりと振れるように歩きましょう。特に、肘は伸ばして後ろにきれいに振りましょう。

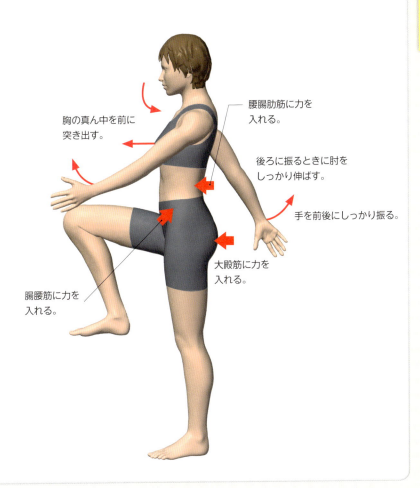

胸の真ん中を前に突き出す。

腰腸肋筋に力を入れる。

後ろに振るときに肘をしっかり伸ばす。

手を前後にしっかり振る。

大殿筋に力を入れる。

腸腰筋に力を入れる。

5 肘関節・手関節・手指の機能異常と修正

前腕の回内時のアライメント不良の修正

円回内筋と方形回内筋の短縮

次に、前腕のアライメント不良についてです。

立位では尺骨肘頭（→P120）は後方を向き、手掌が体側を向くのが正しいアライメントです。しかし尺骨肘頭はほぼ後方を向いているにも関わらず、手掌が後方を向くときは回内筋（円回内筋・方形回内筋→P120）が優位で短縮しています。または尺骨肘頭が外側を向き手掌が外側を向いている場合は、回内筋に加えて大胸筋も短縮していることが示唆されます。

エクササイズ 1

円回内筋と方形回内筋のセルフ・ストレッチング

円回内筋と方形回内筋のセルフ・ストレッチングは、椅子座位で行います。

肘を身体の前で屈曲し、反対の手で手首をつかみます。その位置から左手で右の手が外側を向いていくように回外させていきます。

30～60秒を3回実施してください。

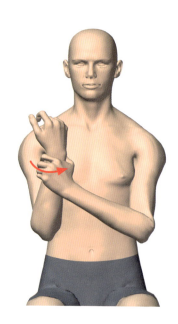

手指の屈伸エクササイズ

腱鞘炎とその予防

　ピアノやギター演奏、パソコン操作や料理など手の特定の運動をしすぎると、**腱鞘炎**を起こしてしまうこともあります。手の指が器用に使えることは、何歳になっても大切ですし、腱鞘炎の予防も大切になります。

　そのためには前腕から手の指にまで伸びる多くの筋肉の腱をうまく使えることが大切になります。そのことで手の指の器用さを獲得し、さらには腱鞘炎の予防にもつながります。ここでは、**腱-滑走運動**を紹介しましょう。

図1 ▶ 浅指屈筋・深指屈筋

右前腕前面

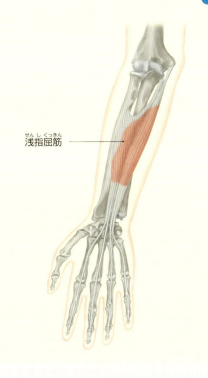
浅指屈筋

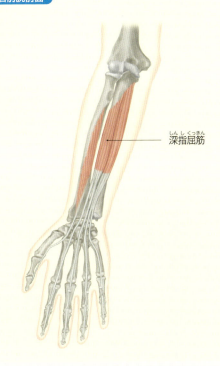
深指屈筋

腱-滑走運動

まずは、指全体をしっかり伸ばします（A）。
次に、第1関節と第2関節をコの字に曲げます（B）。これは「引っかけ握り」ともいいます。深指屈筋（図1）の腱と浅指屈筋（図1）の腱の間、または腱と骨の間に最大限の腱の滑走が生じます。
続いて第3関節まで曲げます（C）。これは「完全握り」ともいいます。腱鞘内および浅指屈筋の腱上で、深指屈筋の腱を最大限に移動させます。
続いて、第3関節は曲げたままで、第1関節と第2関節だけを伸ばします（D）。
これは「テーブルトップ」あるいは「虫様筋握り」ともいいます。そして、第2関節と第3関節は曲げて、第1関節だけは伸ばしておきます（E）。これは、「伸展握り」ともいいます。腱鞘内および骨との関係において、浅指屈筋の腱を最大限に移動させます。最後に、指全体をしっかり伸ばします（A）。

この運動を最初はゆっくりと確実に行えるようにします。慣れるに従い、正しい指の曲げ伸ばしを速いスピードでもできるようになります。1日のなかで暇を見つけては頻回に行うと、指の器用さが身につきます。

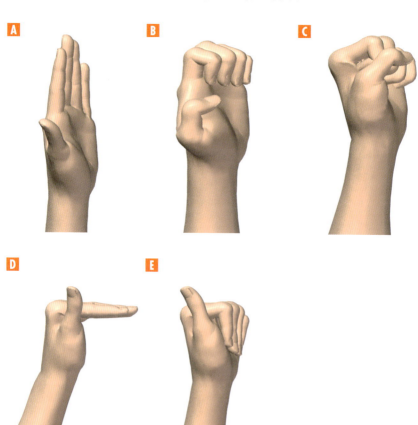

Part 3

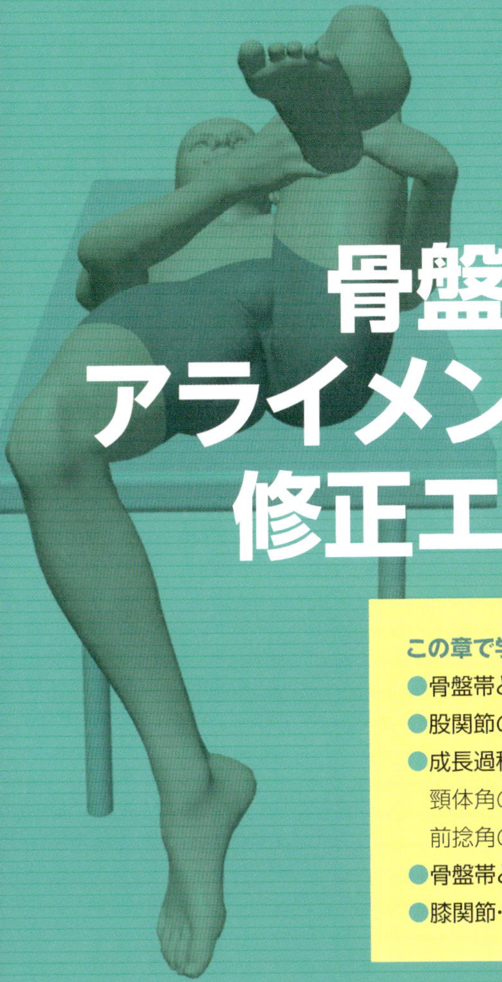

骨盤帯と下肢の
アライメントの評価と
修正エクササイズ

この章で学ぶこと
- 骨盤帯と下肢の正常なアライメント
- 股関節の骨運動
- 成長過程で生じる大腿骨の異常
  - 頸体角の正常と異常
  - 前捻角の正常と異常
- 骨盤帯と下肢の機能異常と修正
- 膝関節・足関節・足趾の機能異常と修正

1 骨盤帯と下肢の理想姿勢と不良姿勢

骨盤帯と下肢の正常なアライメント

矢状面と前額面での正常なアライメント

Part3では骨盤帯と下肢の姿勢について、その評価のポイントと修正のためのエクササイズについて解説します。まず、骨盤帯と下肢の正常なアライメントを見ていきましょう。

●**矢状面での正常なアライメント**

骨盤は上前腸骨棘と恥骨結合が同一垂

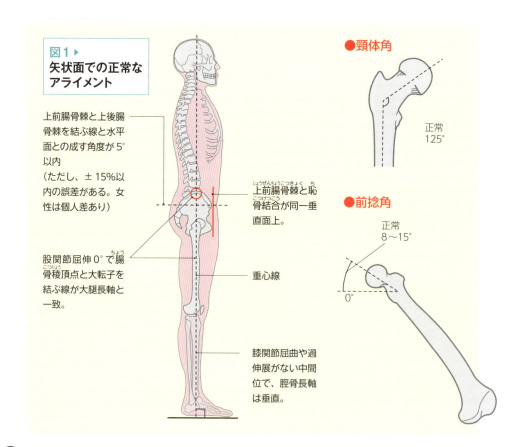

図1▶ 矢状面での正常なアライメント

- 上前腸骨棘と上後腸骨棘を結ぶ線と水平面との成す角度が5°以内（ただし、±15%以内の誤差がある。女性は個人差あり）
- 股関節屈伸0°で腸骨稜頂点と大転子を結ぶ線が大腿長軸と一致。
- 上前腸骨棘と恥骨結合が同一垂直面上。
- 重心線
- 膝関節屈曲や過伸展がない中間位で、脛骨長軸は垂直。

●頸体角　正常 125°

●前捻角　正常 8〜15°　0°

キーワード　骨盤帯……体幹と下肢を連結する部分で、寛骨、仙骨、尾骨で構成される。

直面上にあります。上前腸骨棘と上後腸骨棘を結ぶ線と水平面との成す角度が5°以内（上前腸骨棘が下方）という見方もありますが、±15°以内（女性は個人差あり）の誤差もあるので注意が必要です。

　股関節は屈伸0°で腸骨稜頂点と大転子を結ぶ線が大腿長軸と一致し、膝関節は屈曲や過伸展がない中間位で、脛骨長軸は垂直です。足関節の長軸アーチと足指は中間位にあります。大腿骨頭の頸体角は125°（水平から55°）、前捻角は15°です。

●前額面での正常なアライメント

　骨盤は左右の腸骨稜が水平で、胸骨下角（前面で下部肋骨のなす角度）は70～90°（左右それぞれ35～45°）です。膝関節の大腿脛骨角には約5°の生理的外反があり、踵骨は約3.5°の外反があります。

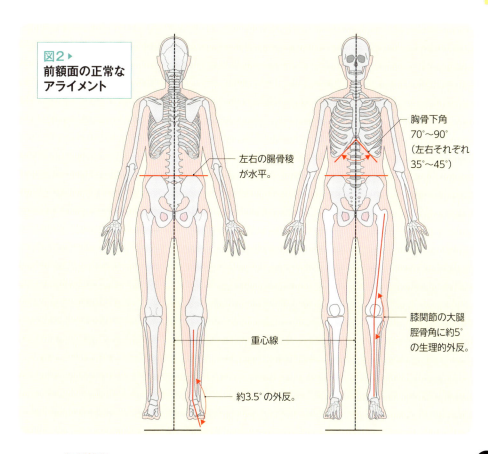

図2▶ 前額面の正常なアライメント

左右の腸骨稜が水平。

胸骨下角 70°～90°（左右それぞれ35°～45°）

重心線

約3.5°の外反。

膝関節の大腿脛骨角に約5°の生理的外反。

キーワード　生理的外反……身体の各組織の構造上生じる外反。

1 骨盤帯と下肢の理想姿勢と不良姿勢

骨盤帯と下肢の不良アライメント

股関節・膝関節・足関節の機能異常

Part3では下肢のアライメントの評価と、修正のためのエクササイズを紹介していきます。下肢の関節は股関節、膝関節、足関節、足趾があります。下の表に下肢の不良アライメントの例とその症状、またその原因をまとめます。

表A ▶ 股関節の機能異常

不良所見	基準	機能障害の原因
屈曲位	股関節屈曲10°以上	股関節屈筋群：短縮・硬い
伸展位	股関節伸展10°以上	腸腰筋：延長・筋力低下 ハムストリングス：短縮・硬い 大腿骨頭前方滑り

表B ▶ 膝関節の機能異常

不良所見	基準	機能障害の原因
過伸展位	膝関節の後方弯曲 ときに脛骨が大腿よりも後方	ハムストリングス：強い 大腿四頭筋：筋力低下 腓腹筋：短縮・硬い
偽性過伸展	矢状面上で脛骨の後方弯曲	骨性
屈曲位	膝関節の前方弯曲	股関節屈筋群：短縮・硬い ハムストリングス：短縮・硬い

キーワード **偽性過伸展**……脛骨の後方弯曲によって、膝関節過伸展になっているかのように見えること。

表B ▶ 膝関節の機能異常

不良所見	基準	機能障害の原因
内反位	膝関節の外方弯曲	骨性 変形性膝関節症
内反位	非構造的：股関節内旋を伴った膝関節過伸展	代償 股関節外旋筋群：延長・筋力低下
偽性内反位	前額面上で脛骨の外方弯曲	骨性
外反位	膝関節の内方弯曲	骨性 変形性膝関節症
外反位	非構造的：股関節内旋	TFL：短縮・硬い 大殿筋：延長・筋力低下
外反位	股関節外旋を伴った膝関節過伸展	代償 股関節内外旋筋群：延長・筋力低下
脛骨捻転	水平面上で軸の回旋	骨性

表C ▶ 足関節・足趾の機能異常

不良所見	基準	機能障害の原因
足関節回内	長軸アーチ：扁平化	後脛骨筋：延長・筋力低下
足関節硬直	長軸アーチ：高位化 股・膝関節屈曲しても平坦にならない	足関節背屈ROM：制限
槌状足趾	PIP関節屈曲	足趾屈筋・伸筋：短縮・硬い 虫様筋・骨間筋：筋力低下 足趾伸筋群が前脛骨筋より優位 椅子からの立ち上がりの際、体重を後方に保持する傾向
外反母趾	母趾の外側偏位	母趾内転筋：短縮・硬い

キーワード　代償……ある部位が損傷などによってその機能が十分に発揮できないとき、他の部位がその機能を引き継ぐこと。

2 股関節の骨運動

股関節の骨運動

股関節の運動と骨盤と大腿骨の動きの関係

骨盤帯と下肢のアライメント評価をする際、股関節の動きについて正しい知識を持つことが不可欠です。

股関節の動きは、骨盤に対する大腿骨の動きと、大腿骨に対する骨盤の動きに分けられます（図2・3・4）。

● **股関節の大腿骨の外旋・内旋**（図2）
外旋運動→水平面での骨盤の同側への回転
内旋運動→水平面での骨盤の反対側への回転
● **股関節の大腿骨の屈曲・伸展**（図3）
屈曲運動→矢状面での骨盤の前傾
伸展運動→矢状面での骨盤の後傾
● **股関節の大腿骨の外転・内転**（図4）
外転運動→前額面での骨盤の同側への回転
内転運動→前額面での骨盤の反対側への回転

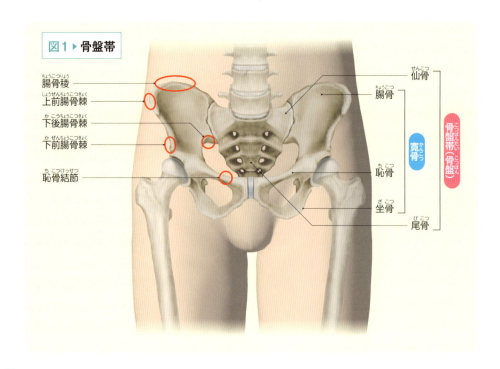

図1 ▶ 骨盤帯

腸骨稜
上前腸骨棘
下後腸骨棘
下前腸骨棘
恥骨結節

仙骨
腸骨
恥骨
坐骨
尾骨

骨盤帯（骨盤）
寛骨

キーワード **前傾・後傾**……前方に傾いた状態を「前傾」、後方に傾いた状態を「後傾」という。

例えば、右利きのゴルファーの場合、フォロースルー時に、体幹は骨盤といっしょに左回旋をします。このとき左股関節は内旋しています。男性で股関節の内旋可動域が少ない人では、フォロースルー時に腰椎で代償的な過剰に左回旋を生じて、腰部に痛みを生じることがよくあります。

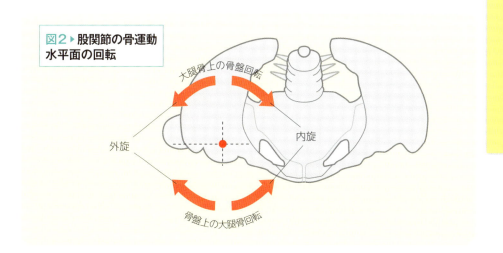

図2 ▶ 股関節の骨運動 水平面の回転

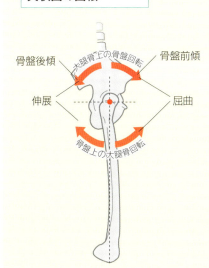

図3 ▶ 股関節の骨運動 矢状面の回転

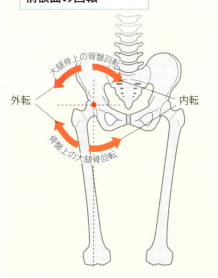

図4 ▶ 股関節の骨運動 前額面の回転

(図2・3・4『筋骨格系のキネシオロジー 原著第2版』p524を参考に作成)

キーワード　寛骨……骨盤帯を構成する骨の1つ。腸骨、坐骨、恥骨の3つの部分に分けられ、生まれたときから思春期までは軟骨結合している別々の骨だが、思春期以降に結合する。

3 成長過程で生じる大腿骨の異常

頸体角の正常と異常

発達とともに変化する頸体角

下肢の不良姿勢を評価する際に、頸体角と前捻角の計測が必要ですが、これらは発達するに従い角度が変わります。まず、頸体角を発達学的に見ていきましょう。

乳児期に座位を獲得し、やがて立位を獲得します。幼児期になると歩き、走るという動作ができるようになり、さらにスポーツをするようになります。乳児の頸体角は約150°ですが、正常な成人では120～130°の範囲（**約125°が正常値**）になります。このように発達するに従い、角度が変わっていくのです（図1）。

しかし、**頸体角が135°以上になると外反股**といい、**内反膝**を合併します。また**頸体角が120°以下になると内反股**といい、**外反膝**を合併します（図2）。頸体角を計測するためにはX線検査が必要です。

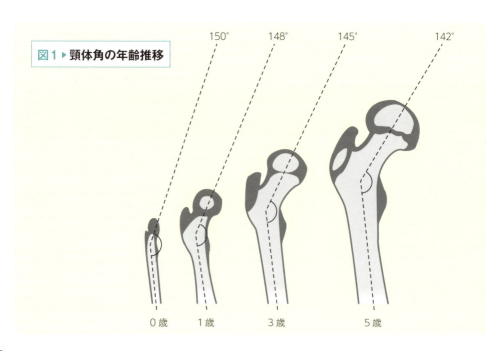

図1 ▶ 頸体角の年齢推移

0歳 150°　1歳 148°　3歳 145°　5歳 142°

キーワード **内反膝**……両膝間の距離が2横指以上離れている状態のこと。

骨盤帯と下肢のアライメントの評価と修正エクササイズ | Part 3

3 成長過程で生じる大腿骨の異常

図2 ▶ 頸体角の異常

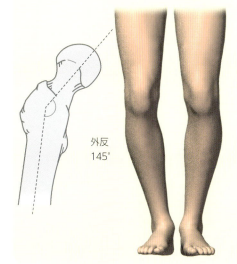

外反股…頸体角が135°以上 内反膝を合併する

外反 145°

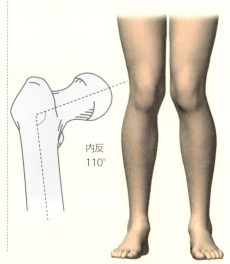

内反股……頸体角が120°以下 外反膝を合併する

内反 110°

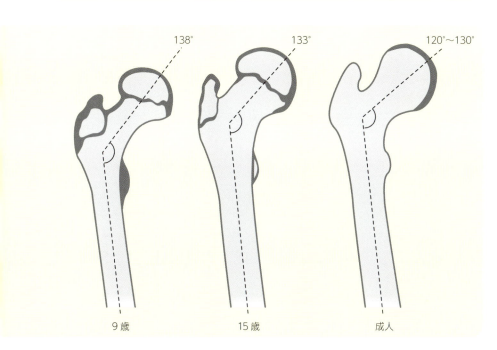

138°　　133°　　120°〜130°

9歳　　15歳　　成人

キーワード　外反膝……両踝間の距離が2横指以上離れている状態のこと。

135

3 成長過程で生じる大腿骨の異常

前捻角の正常と異常

発達とともに変化する前捻角

次に前捻角の変化です。前捻角も成長とともに角度が変化します。出生直後は30～40°で、8～9歳で約16°になります。その後、成人では女性が14°ほどで、男性は8°ほどになります。

前捻角異常の後捻股と前捻股

前捻角の異常には後捻股と前捻股があ

ります。正常の角度よりも後捻していれば後捻股、前捻していれば前捻股になります。

立位で上から見た前捻角を図2に示します。Aは正常な前捻角で、寛骨と大腿骨の接点が一致しており、足部は前方を向きます。

しかし、Bのように前捻が強いと、寛骨と大腿骨の接点がずれます。これを修正するためには股関節を内旋するしかなく、そうなると足部は内側を向きます。つまり、内股を伴った過度の前捻ということになります。

Cの場合は足部は外側を向くことになり、外股を伴った過度の後捻ということになります。

クレイグ（Craig）検査による前捻角の確認方法

前捻角は、クレイグ検査として、徒手によって検査することができます。

腹臥位で大転子を前後から把持して触れておきます。そして股関節を内旋させるように足部を外側に倒していきます。その動きの間に、大転子が最も外側に出っ張ってくるところが大腿骨頭と大転子が床に平行に並んだ位置になります。す

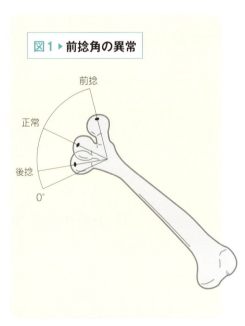

図1 ▶ 前捻角の異常

キーワード 内股……上から見たときにつま先が内側に向いた状態。

なわち、そのときに倒れていた下腿の角度を測れば、それが前捻角を示すことになります（図3）。

この検査によって得られた前捻角は、X線写真を用いた方法よりも信頼性が高いという研究報告もあります。

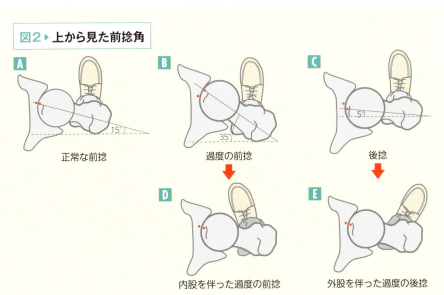

図2 ▶ 上から見た前捻角

A 正常な前捻　15°
B 過度の前捻　35°
C 後捻　5°
D 内股を伴った過度の前捻
E 外股を伴った過度の後捻

（『筋骨格系のキネシオロジー 原著第2版』p517－518を参考に作成）

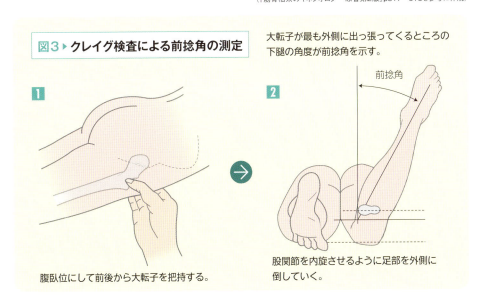

図3 ▶ クレイグ検査による前捻角の測定

1　腹臥位にして前後から大転子を把持する。

2　大転子が最も外側に出っ張ってくるところの下腿の角度が前捻角を示す。
股関節を内旋させるように足部を外側に倒していく。

キーワード　外股……上から見たときにつま先が外側に向いた状態。

腹臥位と椅子座位で股関節の内旋角度が異なる場合

さて、この前捻角を示す股関節の内旋角度ですが、腹臥位と椅子座位とで異なることがあります。

股伸展位の腹臥位で膝屈曲位では、大腿筋膜張筋（図4）が外旋を制限します。梨状筋（図6）は内旋を制限することがあります。股屈曲位の椅子座位で膝屈曲位では、大殿筋が内旋を制限することがあります。実際には制限のある内旋の最

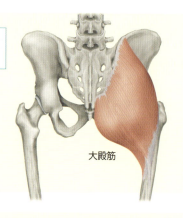
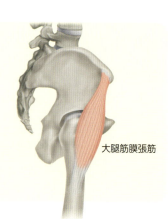

図4 ▶ 大殿筋と大腿筋膜張筋

大殿筋　　大腿筋膜張筋

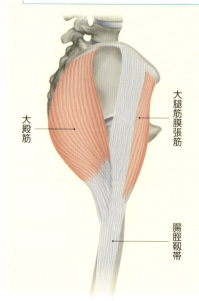

図5 ▶ 内旋角度の測定と大殿筋と大腿筋膜張筋の影響

大殿筋　大腿筋膜張筋　腸脛靱帯

椅子座位での内旋角度の測定
大腿筋膜張筋が緩む
大殿筋が伸張位
➡ 大殿筋の硬さの影響が出やすい

腹臥位での内旋角度の測定
大殿筋が緩む
大腿筋膜張筋が伸張位
➡ 大腿筋膜張筋の影響が出やすい

キーワード　**股伸展位**……股関節が伸展した状態のこと。　**股屈曲位**……股関節が屈曲した状態のこと。

終域近くで抵抗が急に増して動きが止まることが多く、この場合の最終域感(エンド・フィール＝ end feel)は Firm、すなわち関節包の硬さが疑われます。また梨状筋は外旋を制限することがあります。

大殿筋が股関節の伸展、内転、外旋に作用するのに対して、大腿筋膜張筋は股関節の屈曲、外転、内旋という正反対の作用を持ちます。

腹臥位では大腿筋膜張筋は伸張位にあり、大殿筋は緩んでいます。椅子座位では大腿筋膜張筋が緩み、大殿筋が伸張位になります。このことから腹臥位では大腿筋膜張筋の硬さの影響が出やすく、椅子座位では大殿筋の硬さの影響が出やすくなります(図5)。

梨状筋は股関節外転、伸展(作用は弱い)、外旋作用(股関節屈曲45～60°まで)を持ちます。しかし股関節屈曲45～60°では、外転(開排)作用に変わり、股関節屈曲90°以上では内旋作用に変わる習慣的機能の逆転があります。このことから股伸展位の腹臥位で膝屈曲位では、梨状筋は内旋を制限します。しかし股屈曲位の椅子座位で膝屈曲位では、梨状筋は外旋を制限することになります。

このように、腹臥位と椅子座位の膝屈曲位での大殿筋、大腿筋膜張筋、梨状筋の作用が異なるため、股関節の内旋角度に違いが出ることがあります。これを念頭に評価をする必要があります。

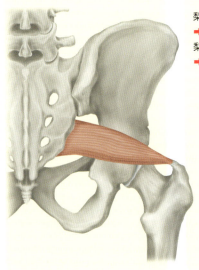

図6 ▶ 梨状筋

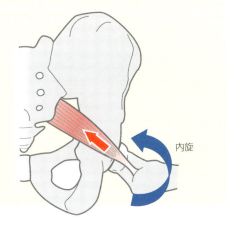

図7 ▶ 股関節屈曲90°での梨状筋内旋作用

梨状筋は股関節屈曲45～60°では外転(開排)作用に変わる。
➡ 股伸展位の腹臥位で膝屈曲位では梨状筋は内旋を制限する。
梨状筋は股関節屈曲90°以上では内旋作用に変わる。
➡ 股屈曲位の椅子座位で膝屈曲位では梨状筋は外旋を制限する。

内旋

キーワード　開排……股関節を屈曲させて外転させること。

3 成長過程で生じる大腿骨の異常

梨状筋と大殿筋のセルフ・ストレッチング

ストレッチングのポイント

短縮・硬化した梨状筋と大殿筋によって股関節の内旋角度に影響が出る場合、次のセルフ・ストレッチングが効果的です。

エクササイズ 1

梨状筋と大殿筋のセルフ・ストレッチング

Aは床や畳の上でできる方法です。片膝を立てて、交差させた足首を反対の大腿で固定します。そして曲げた膝を左胸のほうに近づけます。立てた足側の殿部が浮かないように注意してください。

Bは A がうまくできない人の方法です。椅子に座って、片側の膝は下に降ろして行います。A よりはやりやすい方法です。A と同様、殿部が浮かないように注意します。

A
床の上に座ってのストレッチング

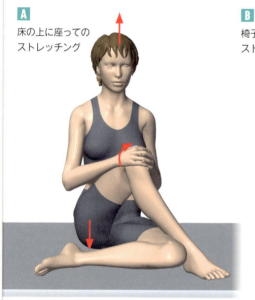

B
椅子に座ってのストレッチング

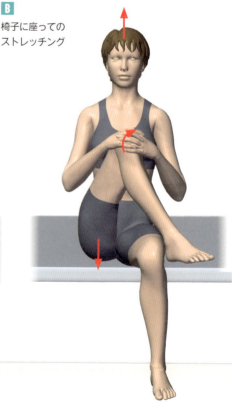

C は背臥位で、股関節外旋位で屈曲方向にストレッチします。
D はテーブルやベッドに片膝を載せ、膝よりも外側に身体を倒すことで、梨状筋をストレッチします。
E は膝の内側に身体を倒していますが、この方法では、大殿筋がストレッチできます。これらのセルフ・ストレッチングは、30〜60秒を3回実施してください。

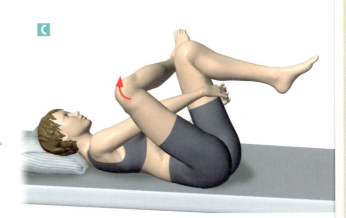

背臥位でのストレッチング

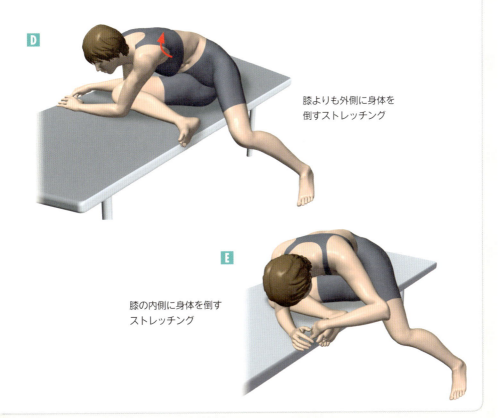

膝よりも外側に身体を倒すストレッチング

膝の内側に身体を倒すストレッチング

4 骨盤帯と下肢の機能異常と修正

優位で短縮した大腿筋膜張筋の修正

大腿筋膜張筋の優位・短縮による機能異常

　骨盤帯と股関節周囲の筋にインバランスが存在すると、腰椎・骨盤・股関節の位置に異常が生じ、誤った股関節の動きが生じてしまいます。ここからは不良アライメントの例を示し、その修正エクササイズを紹介していきます。まず、大腿筋膜張筋が優位で短縮する場合です。

　骨盤は、矢状面で大腿筋膜張筋と大殿筋の2つの筋肉の拮抗しあう力で動的に釣り合います。大腿筋膜張筋が硬いと、立位において股関節が屈曲・内旋位をとることが多く見られます。また大腿筋膜張筋は、骨盤を前傾させますが、大殿筋は骨盤を後傾させます。これらの筋の調和した動的バランスは、骨盤傾斜の中立を維持します。

　また、腸脛靱帯（図1）は、腸骨結節と、大殿筋前上部および大腿筋膜張筋を起始として生じ、脛骨外側結節（ガーディ結節）と膝蓋骨外側面に付着します。股関節・膝関節伸展位では、腸脛靱帯は大腿骨外側上顆の前方、大転子の後方を通ります。しかし、股関節・膝関節屈曲

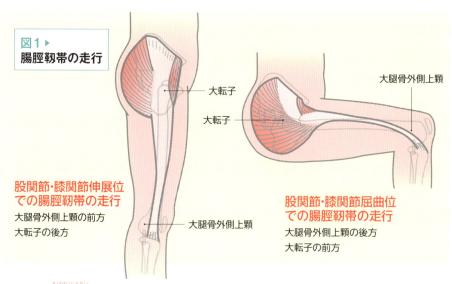

図1▶ 腸脛靱帯の走行

股関節・膝関節伸展位での腸脛靱帯の走行
大腿骨外側上顆の前方
大転子の後方

大転子
大転子
大腿骨外側上顆
大腿骨外側上顆

股関節・膝関節屈曲位での腸脛靱帯の走行
大腿骨外側上顆の後方
大転子の前方

キーワード　腸脛靱帯……大腿筋膜張筋に付着している腱性組織。人体で最も長い靱帯。

位では、腸脛靱帯は大腿骨外側上顆の後方、大転子の前方を通ります。

自転車をよくこぐ人などは、大腿骨外側上顆で腸脛靱帯が摩擦を受け、膝関節での腸脛靱帯炎になるケース、また、女性では、骨盤の性差によって歩行時などに大転子部で腸脛靱帯が摩擦を受け、股関節での腸脛靱帯炎になるケースがよく起こります。

大腿筋膜張筋－腸脛靱帯の筋長検査

大腿筋膜張筋-腸脛靱帯（TFL-ITB）の筋長検査は、**オーバー（オーベル）テスト（Ober test）** を用います（図2）。

ベッドなどに横になり、膝屈曲、股関節伸展、外転、外旋位で、骨盤に側方傾斜が生じないように骨盤を固定します。その位置から股関節を内転させていき、床と水平以上まで下がれば正常です（A）。短縮していれば床と水平まで内転してきません（B）。

なお、骨盤を固定していないと、骨盤に側方傾斜が生じて、股関節が内転していると誤って判断してしまいます（C）。

また別の方法として、膝伸展のまま行うこともできます（D）。股関節伸展、外転、外旋位は同じです。正常なら、股関節は水平よりも約10°内転します。

図2 ▶ 大腿筋膜張筋－腸脛靱帯（TFL-ITB）の筋長検査

A 正常　　B 短縮

C 誤った方法　　D 別法での正常

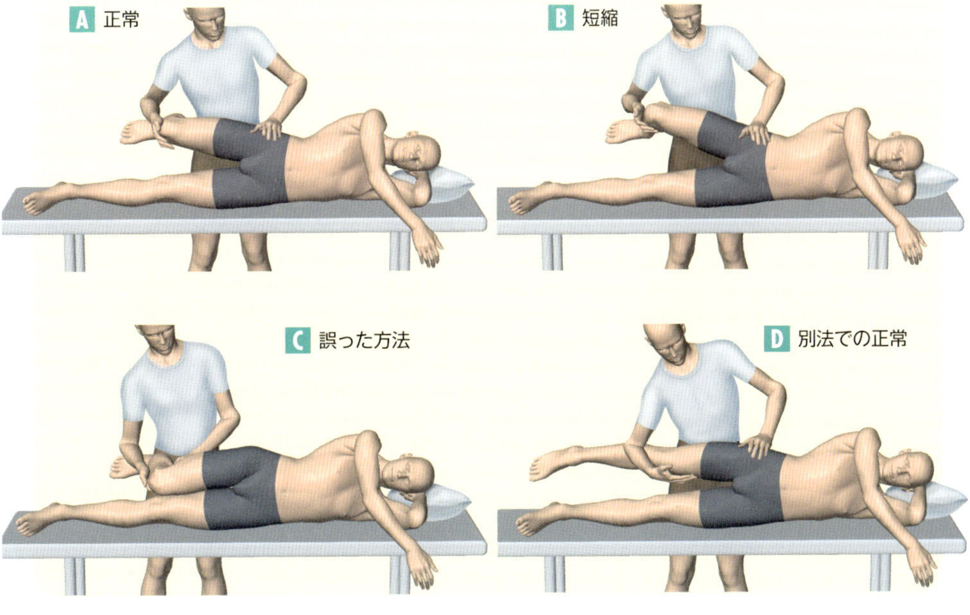

キーワード　腸脛靱帯炎……膝の屈伸を繰り返す中で腸頸靱帯が大腿骨外側顆付近と擦れ合うことで滑膜や滑液包に生じる炎症のこと。大転子部での擦れ合いによって生じる場合もある。

4 骨盤帯と下肢の機能異常と修正

大腿筋膜張筋の修正エクササイズ

エクササイズのポイント

優位で短縮した大腿筋膜張筋の修正では、他動的なストレッチングまたはセルフ・ストレッチングを行います。これには片膝立ちと立位の2種類があります。

その後に大腿筋膜張筋の拮抗筋エクササイズを行います。拮抗筋エクササイズの目的は次の3つです。

① 大腿筋膜張筋のストレッチング
② 股関節内転筋群のパフォーマンス向上
③ 骨盤の動きのコントロール

エクササイズ 1

片膝立ちでの大腿筋膜張筋のセルフ・ストレッチング

セルフ・ストレッチングには片膝立ちと立位の2種類があります。
1つめは片膝立ちの方法です。
片膝立ちになりバランスを崩さないように椅子や台につかまります。膝をついたほう（左足）の股関節を外旋させます。右足は左膝と交差するように左側につき、左足のつま先は右後方を向くようにします（1）。その位置から胸を張ったまま左斜め前（10時の方向）に体重を移動し、左の大腿筋膜張筋をストレッチします（2）。
30～60秒を3回実施してください。

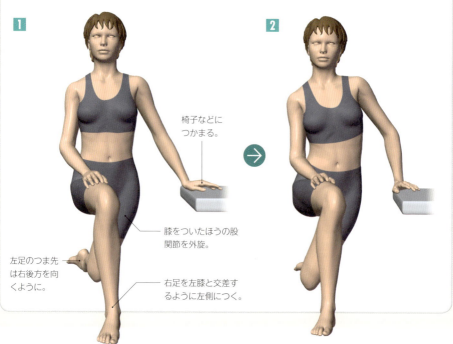

1
- 左足のつま先は右後方を向くように。

- 椅子などにつかまる。
- 膝をついたほうの股関節を外旋。
- 右足を左膝と交差するように左側につく。

骨盤帯と下肢のアライメントの評価と修正エクササイズ | Part 3

エクササイズ 2

立位での大腿筋膜張筋のセルフ・ストレッチング

2つめは立位の方法です。こちらもバランスを崩さないように椅子や台につかまります。左股関節は外旋させ、右足を左足よりも左側につきます。その位置から上体を倒さずに左斜め前（10時の方向）に体重を移動し、左の大腿筋膜張筋をストレッチします。30～60秒を3回実施してください。

右足を左足よりも左側につく。

上体を倒さずに左斜め前に体重を移動する。

エクササイズ 3

大腿筋膜張筋の拮抗筋エクササイズ

まずは、下側の股関節を伸展させ、上側の股関節・膝関節は屈曲位で、足底をベッドにつけます。左手は、骨盤が側方挙上して頭側に上がらないように動きをモニターします。そして、下側の腰方形筋を収縮させて、腰部をベッドから浮かせるようにします（**1**）。その位置から、下側の股関節を伸展・内転・外旋させて、足部をベッドから持ち上げさせます。このときに骨盤が側方傾斜しないように、左手で骨盤の動きをモニターさせておきます（**2**）。

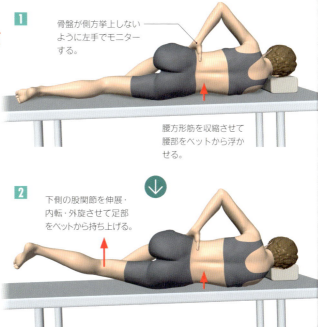

1 骨盤が側方挙上しないように左手でモニターする。

腰方形筋を収縮させて腰部をベットから浮かせる。

2 下側の股関節を伸展・内転・外旋させて足部をベッドから持ち上げる。

4 骨盤帯と下肢の機能異常と修正

145

4 骨盤帯と下肢の機能異常と修正

股関節屈曲・伸展の自動運動に伴う大転子の動きの異常

股関節屈曲自動運動時の大転子の動きの異常

図1は、股関節屈曲自動運動に伴う大転子の動きです。

Aは正常な状態です。自動の膝伸展位での股関節屈曲においては、大転子はその場で背尾側に凸の法則で滑るため、

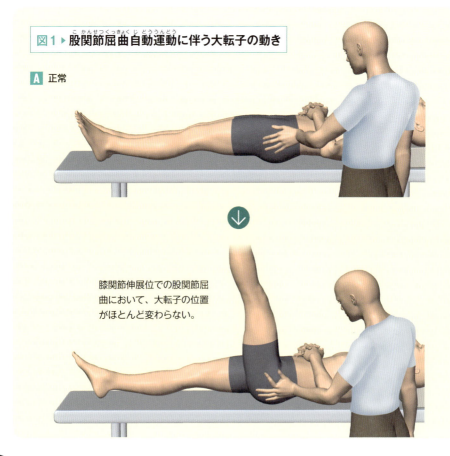

図1 ▶ 股関節屈曲自動運動に伴う大転子の動き

A 正常

膝関節伸展位での股関節屈曲において、大転子の位置がほとんど変わらない。

キーワード **自動運動**……患者の随意的な筋収縮によって関節を動かす運動。患者の筋収縮を伴わず（力を抜いた状態で）、他動的に関節を動かす運動を「他動運動」という。

大転子の位置はほとんど変わりません。

Bでは大腿骨頭が背尾側へ滑れず、大転子が持ち上がり腹内側へ移動してしまっています。いわゆる大腿骨による関節包前部組織でのインピンジメントを生じることになります。後方関節包や外旋筋群が硬い場合や、股関節を過伸展して立つ後弯平坦型のアライメント不良で生じることが多くなります。

鼠径溝で背尾側への圧迫を大腿骨頭に加えて前方滑りを防ぐと痛みが減少する場合は、まさしく動きの異常があるということです。

股関節伸展自動運動時の大転子の動きの異常

図2（次ページ）は股関節伸展自動運動に伴う大転子の動きです。

Aは正常な状態です。自動の膝伸展位での股関節伸展においては、大転子はその場で腹尾側に凸の法則で滑るため、大転子の位置はほとんど変わりません。

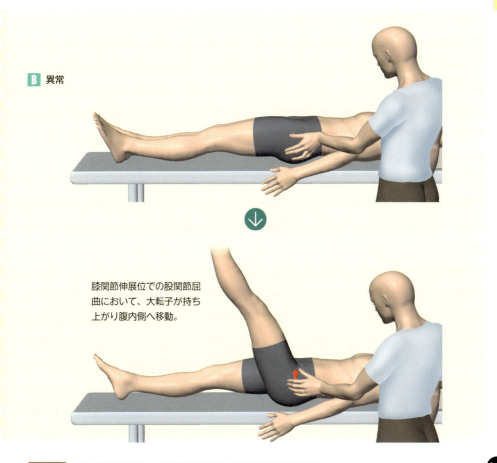

B 異常

膝関節伸展位での股関節屈曲において、大転子が持ち上がり腹内側へ移動。

キーワード　インピンジメント……筋や腱が関節に挟まることで起こる痛みのこと。

このときは股関節周囲の腸腰筋と大殿筋のバランスも良好です。

ところが、Bのように大転子が前方移動する動きは異常です。この原因はハムストリングス（図3）が大殿筋より優位で、前方関節包に過剰な可動性があり、腸腰筋の長さが延長していると、大腿骨の回旋軸は前方へ移動するためです。このとき大腿骨近位は前方移動を、遠位部は後方へ移動します。大腿筋膜張筋の短縮があると、大腿骨の内旋も生じ、大転子の前内側への移動を引き起こすことになります。

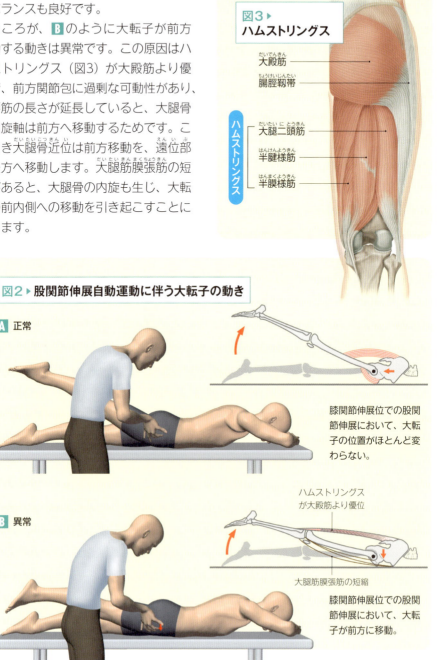

図3 ▶ ハムストリングス
大殿筋
腸脛靭帯
ハムストリングス
大腿二頭筋
半腱様筋
半膜様筋

図2 ▶ 股関節伸展自動運動に伴う大転子の動き

A 正常
膝関節伸展位での股関節伸展において、大転子の位置がほとんど変わらない。

B 異常
ハムストリングスが大殿筋より優位
大腿筋膜張筋の短縮
膝関節伸展位での股関節伸展において、大転子が前方に移動。

4 骨盤帯と下肢の機能異常と修正

大転子の異常運動の修正

エクササイズのポイント

　股関節の屈曲・伸展の自動運動時に起こる大転子の異常な動きを修正するためのエクササイズは、後方関節包のセルフ・ストレッチングを行った後に、股関節の異常運動の修正を行います。

エクササイズ 1

後方関節包のセルフ・ストレッチング

　1つめは後方関節包のセルフ・ストレッチングです。Aのように両股関節回旋中間位、骨盤は水平位の位置から、腕で床を押して殿部を後方に移動していきます。
　最終域に近づくに応じて、Bでは右股関節殿部が硬いため、左股関節の屈曲のみが大きくなり、右の踵がお尻にくっつくのが遅れ、腰椎が右回旋してしまいます。

　このような場合は、Cのように、右股関節を外旋位にし、股関節外旋・伸展筋群を緩めます。その位置から、腕で床を押して殿部を後方に移動していくと、Dのように両股関節の高さと骨盤が水平となり、腰椎回旋が防止できます。このとき股関節屈筋群を用いずに、両手で押しながらストレッチすることが大切です。
　10〜30秒を3〜5回実施してください。

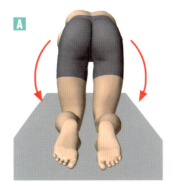
A

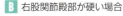
B 右股関節殿部が硬い場合

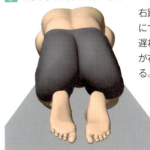

右踵が殿部につくのが遅れ、腰椎が右回旋する。

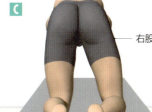
C ── 右股関節を外旋位に。

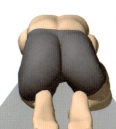
D

腰椎の回旋を防いでストレッチングできる。

股関節屈曲時の大腿直筋とハムストリングスの抑制運動

2つめは、股関節屈曲時の大腿直筋とハムストリングスの抑制運動です。

Aのように大腿直筋起始部に両手を当てます。膝を屈曲位にするために、セラピストの大腿の上におきます。

Bのように患者自動で膝関節伸展運動をさせます。このとき大腿直筋の起始部をセラピストの両手で圧迫したまま尾側方向に引くことで、大腿直筋起始部での過剰収縮を抑制します。

Cでは股関節屈曲90°で、ハムストリングス遠位に手を当てています。股関節を屈曲する際に、大腿直

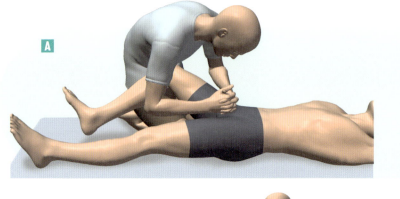

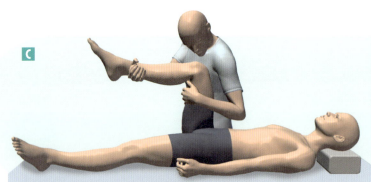

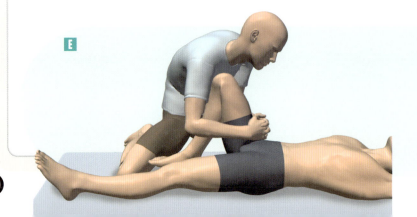

筋起始部ならびにハムストリングス停止部近くが膨隆するのは代償運動です。
Dのように，患者自動で膝関節屈曲運動をさせます。このときハムストリングスの停止部近くをセラピストの左手で圧迫したまま大腿近位方向に引くことで，ハムストリングス停止部近くでの過剰収縮を抑制します。

仕上げとして股関節屈曲運動を行います。Eのように大腿直筋近位部に両手で圧をかけておきます。そこから股関節の自動屈曲運動をさせます。セラピストはその動きを介助しながら，Fのように最終域では大腿骨頭を背尾側に押し込むようにします。この手順で正しい運動を学習させていきます。

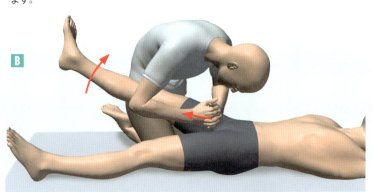

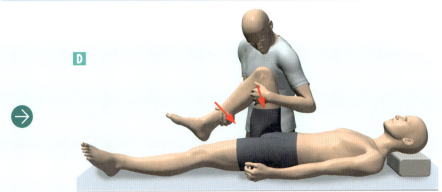

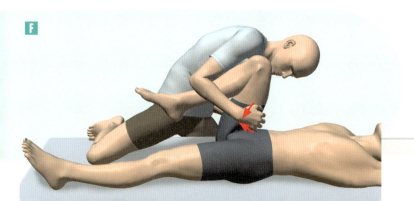

椅子座位での股関節屈曲運動の修正

次に椅子座位での股関節屈曲運動の修正を行います。この修正の目的は、次の3つです。
① 股関節屈筋群のパフォーマンス向上
② 股関節殿筋群のストレッチング
③ 体幹筋群のストレッチング改善

まずは腰椎を中間位で正しく座ります（ 1 ）。股関節を一側ずつ屈曲させますが、腰椎屈曲の代償が出ないようにモニターしておきます（ 2 ）。さらに腰椎を中間位に保ち、股関節屈曲への抵抗運動を両手で行います（ 3 ）。

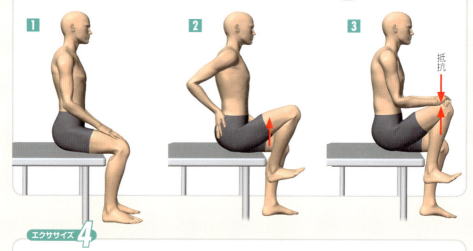

開放性運動連鎖での股関節回旋運動の修正

次に開放性運動連鎖（OKC：open kinetic chain）での股関節回旋運動の修正を行います。この修正の目的は、次の3つです。
① 股関節運動の間、骨盤の代償運動の減少
② 股関節回旋筋群の柔軟性改善のストレッチング
③ 腹筋群のパフォーマンス向上

A では腹部の下にタオルを敷きます。膝関節は90°に屈曲し、腹筋群を収縮させます。
B は股関節内旋です。腹筋群を収縮させ。左骨盤が浮かないように注意しましょう。
C は股関節外旋です。腹筋群を収縮させ。右骨盤が浮かないように注意しましょう。

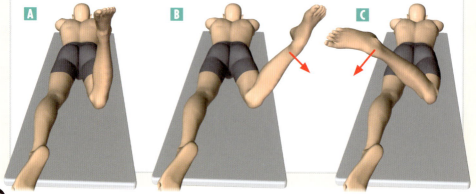

閉鎖性運動連鎖での股関節回旋運動の修正

最後に閉鎖性運動連鎖（CKC:closed kinetic chain）での股関節回旋運動の修正です。この修正の目的は、次の4つです。

① 股関節運動の間、腰部の代償運動の減少
② 内旋時の大殿筋・梨状筋などのストレッチング
③ 外旋時の大腿筋膜張筋のストレッチング
④ 腹筋群と腹斜筋群のパフォーマンスの向上

Aは構えです。そこからBのように、左大腿骨頭上で右肩・左肩・右骨盤・左骨盤を一枚の板のように左回旋させることで、股関節を内旋させます。Cは構えです。そこからDのように、左大腿骨頭上で、右肩・左肩・右骨盤・左骨盤を一枚の板のように右回旋させることで、股関節を外旋させます。

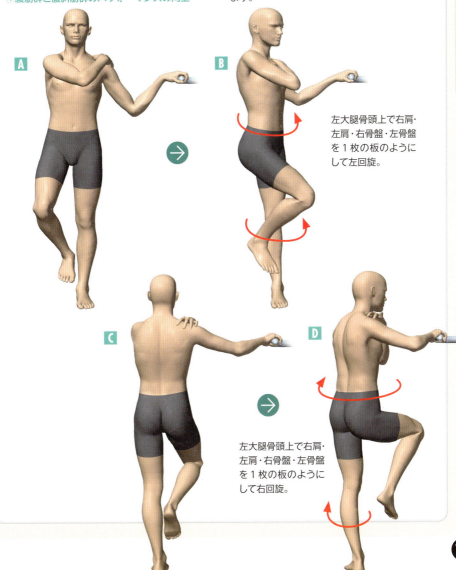

左大腿骨頭上で右肩・左肩・右骨盤・左骨盤を1枚の板のようにして左回旋。

左大腿骨頭上で右肩・左肩・右骨盤・左骨盤を1枚の板のようにして右回旋。

4 骨盤帯と下肢の機能異常と修正

股関節外転筋の筋力低下による歩行の代償

歩行時の3つの代償

　股関節外転筋、特に中殿筋の筋力低下があると、歩行時に3つの代償を生じます（図1）。**トレンデレンブルク（Trendelenburg）徴候**は、患肢返脚立ちの際、遊脚側（足を持ち上げている側）の骨盤が下降する現象です。この状態での歩行を**トレンデレンブルク歩行**と呼びます。一方、**デュシェンヌ現象（Duchenne sign）**は頭部・体幹を患側へ傾けて骨盤を水平に保持しようとする運動を指します。

　股関節外転筋の筋力が低下すると、トレンデレンブルク徴候とデュシェンヌ現象が組み合わさった3つの代償が見られることがあります。

図1 ▶ 股関節外転筋の筋力低下による代償　（＋＝陽性、－＝陰性）

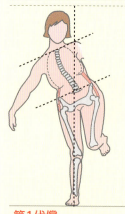

第1代償
デュシェンヌ現象（＋）
逆トレンデレンブルク徴候

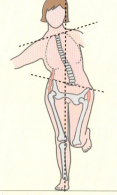

第2代償
トレンデレンブルク徴候（＋）
デュシェンヌ現象（＋）

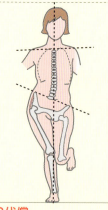

第3代償
トレンデレンブルク徴候（＋）
デュシェンヌ現象（－）

← 第3代償は健康な人にも見られるが、第2代償、そして第1代償になるほど病的になっていく。

（『ビジュアル実践リハ　整形外科リハビリテーション』p232を参考に作成）

キーワード　患側・健側……障害のある側が「患側」、障害のない側が「健側」。

4 骨盤帯と下肢の機能異常と修正

股関節外転筋の筋力強化エクササイズ

エクササイズのポイント

　では、股関節外転筋の筋力を強化し、歩行時の代償を修正するエクササイズを紹介します。

　まず、股関節内転筋群のストレッチングを行ってから、中殿筋後部線維の筋力強化、片脚立位姿勢の修正、片脚立脚の安定性の向上、最後に第1代償の歩行パターンの修正へと進めます。

図1 ▶ 中殿筋

股関節内転筋群の セルフ・ストレッチング

Ａは一側の内転筋群を大殿筋といっしょにストレッチングする方法です。
内転筋群（特に長内転筋と短内転筋）の屈曲作用に関しては、完全伸展から約50°屈曲の範囲内では屈曲作用を持ちます（次ページ図2 **1**）。長内転筋は、屈曲60°付近では屈伸作用はなくなり、純粋な内転作用になります（**2**）。このときの拮抗筋は梨状筋です。屈曲60°を超えると、屈曲作用は伸展作用に転じます（**3**）。よってＢのように持ち上げた大腿の内側に身体を入れるようにして股関節を屈曲・外転することで、内転筋群と大殿筋をいっしょにストレッチングします。

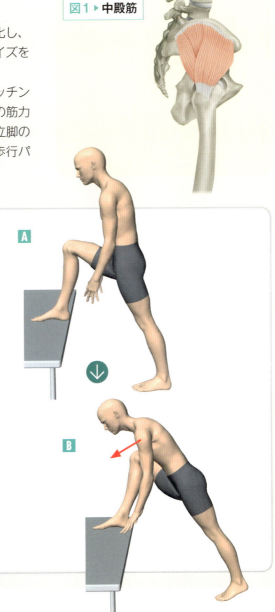

股関節内転筋群のセルフ・ストレッチング（続き）

CからDは両股関節を外転していくことで、両側(そく)の股関節内転筋群をストレッチしています。
EからFは股関節を開排(かいはい)すると同時に、肘も曲げていき、股関節内転筋群をストレッチします。

いずれの方法でも腰椎は中間位を保持することが重要です。これらのセルフ・ストレッチングは、30～60秒を3回実施してください。

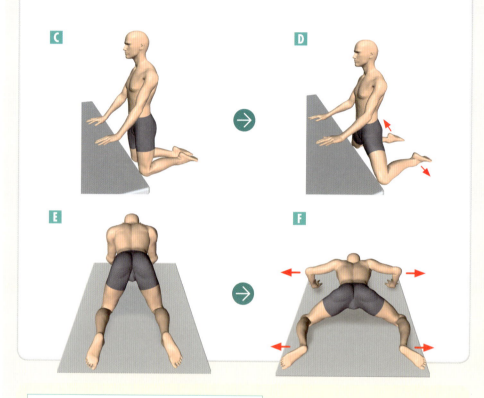

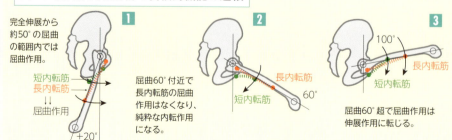

図2 ▶ 股関節内転筋群の習慣的機能の逆転

（『図解　関節・運動器の機能解剖　下肢編』p47を参考に作成）

中殿筋後部線維の選択的筋力強化エクササイズ

2つめは中殿筋後部線維の選択的筋力強化エクササイズです。

A～**D**は開放性運動連鎖です。**E**、**F**は半閉鎖性運動連鎖です。**G**、**H**は閉鎖性運動連鎖です。

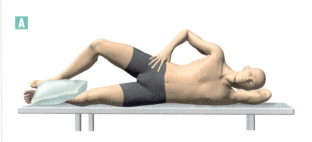

まず**A**は側臥位になり、両足部の間に枕をはさみます。両膝がついた位置から、上側の股関節を伸展・外転・外旋し、中殿筋後部線維を使用させます。最初は他動的に動きを教え、自動運動、そして抵抗運動へと段階を上げていきます。

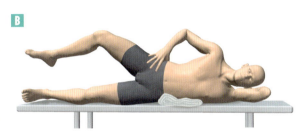

Bは腰部の下にタオルをおき、腰部の代償を防ぎます。上側の下肢を下の足から離すように、股関節伸展・外転・外旋によって持ち上げます。骨盤が動かないように上の手でモニターしておきます。下側の下肢で治療台を押さないように注意してください。

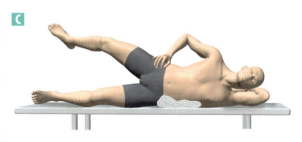

Cは**B**を膝伸展位で行います。骨盤が動かないように、上の手でモニターしておきます。下側の下肢で治療台を押さないように注意してください。

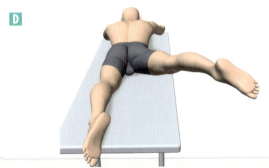

Dは腹臥位で行います。腹部の下に枕を入れるか、あるいは腹筋群を収縮させてから行います。一側の股関節を伸展・外転・外旋させます。骨盤がいっしょに動かないように注意してください。

中殿筋後部線維の選択的筋力強化エクササイズ（続き）

Eは右足で床を押すことで左に体幹を回旋します。股関節を伸展・外転・外旋させるのですが、膝が内側に倒れるのはうまくできていない証拠です。膝は外に残して立てたまま行います。腰椎の過剰な回旋を防ぐために、右肩・左肩・右骨盤・左骨盤を一枚の板のように動かすことが大切です。

Fではセラピストが骨盤の前方から抵抗を与えることで、後方の中殿筋後部線維の活動を高めていきます。

Gから**H**では右斜め45°方向に右足を踏み出します。これは左側の中殿筋後部線維を活動させて、股関節を伸展・外転・外旋させることが重要となります。セラピストは、左骨盤前方から抵抗を与えますが、右斜め45°方向に右足を踏み出すので正面からではなく拮抗する方向から正確に抵抗を加えるようにしてください。

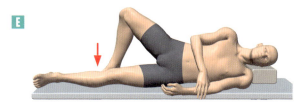

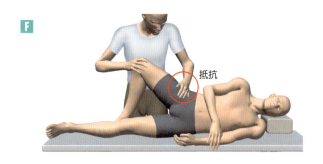

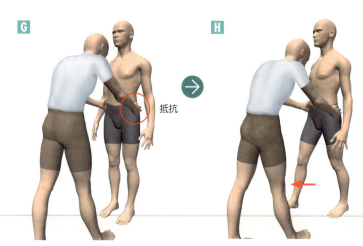

エクササイズ 3

片脚立位修正エクササイズ

次に、片脚立位を修正することで、理想的な片脚立位姿勢をとれるようにします。この目的は、次の4つです。
① 殿筋群のパフォーマンス向上
② 腹筋群による等尺性コントロールの改善
③ 股関節、骨盤、脊柱の代償運動の防止
④ 股関節の内旋防止

Aは理想的な片脚立位姿勢です。
Bは挙上側股関節が下制しています。Cは挙上側股関節が内旋しています。Dは肩関節と骨盤が反対側に傾斜しています。B、C、Dはすべて間違った姿勢です。このようにならない正しい姿勢を保てるようにしましょう。

A 理想的な片脚立位姿勢

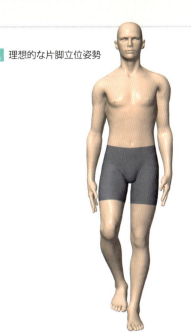

B 挙上側股関節が下制

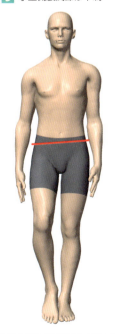

C 挙上側股関節が内旋

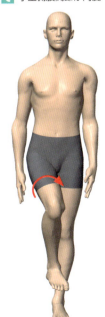

D 肩関節と骨盤が反対側に傾斜

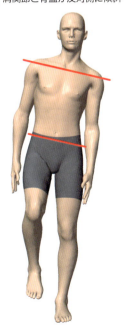

エクササイズ 4

片脚安定性エクササイズ

4つめは片脚安定性エクササイズです。目的は、次の4つです。
① 立脚側の殿筋群のパフォーマンス向上
② 立脚側の股関節・膝関節・足関節の安定性向上
③ 遊脚側の股関節の外旋可動域拡大
④ 体幹筋群の安定性向上

遊脚側の股関節を外旋してモビリティを高めると同時に、立脚側下肢のスタビリティへの外的負荷とします。

Aのように最初は壁を背にして行います。次にBのように壁から離れて、杖でバランスをとりながら行います。最後にCのように壁から離れ、右で遊脚側の股関節を外旋することで外乱として用い、一側下肢のみでバランスを取ることを学習させます。膝関節の屈曲角度は、徐々に増やしていきますが、腰椎の伸展は防ぐようにしてください。

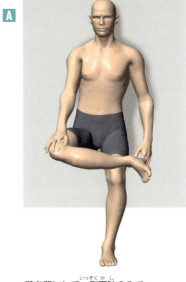

A 壁を背にして一側下肢のみでバランスを取る。

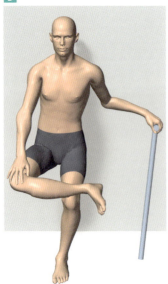

B 壁から離れて、杖でバランスをとりながら一側下肢のみでバランスを取る。

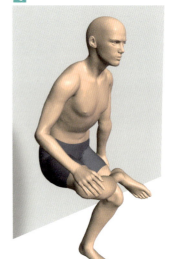

C 遊脚側の股関節を外旋し一側下肢のみでバランスを取る。

エクササイズ 5

第1代償の歩行パターンの修正

5つめは第1代償の歩行パターンの修正です。目的は、次の4つです。
① 変形性股関節症の手術後の殿筋群のパフォーマンス向上
② 第1代償のデュシェンヌ歩行からの脱却
③ 患側下肢内転可動域改善
④ 健側下肢外転可動域改善

第1代償のデュシェンヌ歩行をしているときは、中殿筋が短縮してきます。その人に手術をして、すり減った大腿骨頭を人工骨頭に変えるわけですが、そのときに中殿筋は伸ばされることになります。しかし短縮していた中殿筋を無理に伸ばそうとしても、元の長さに戻ろうとしてしまいます。

そうすると手術をしたにもかかわらず、デュシェンヌ歩行が戻らない人も多くいます。そこで歩行パターンの修正が必要になります。

手術も骨頭部分が大口径になり、ネックが細くなってきたため、内転方向の動きだけでは、まず脱臼はしません。そこで平行棒や、手すりにつかまり、歩行を改善していきます。

患側立脚中期には、患側の股関節を内転させ、遊脚側の骨盤を下制させます。一方、健側立脚中期には、健側の股関節を外転させ、遊脚側の骨盤を挙上させるように歩きます。なるべく早いうちから中殿筋をストレッチすることが大切になります。

患側立脚中期
患側の股関節を内転させ、遊脚側の骨盤を下制させる。

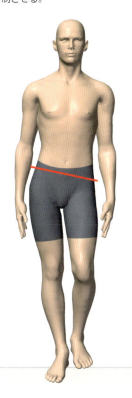

健側立脚中期
健側の股関節を外転させ、遊脚側の骨盤を挙上させるように歩く。

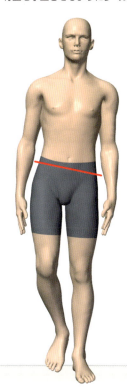

4 骨盤帯と下肢の機能異常と修正

優位で短縮したハムストリングスの修正

ハムストリングスと大腿直筋のインバランス

ハムストリングスが硬く短縮するとさまざまな問題が起こります。

まず、骨盤に対してはハムストリングス全体として骨盤後傾に働き、大腿直筋が骨盤前傾に作用するので、このインバランスによって骨盤への機能異常も生じます（図1）。

半膜様筋と半腱様筋の働きと作用

半膜様筋と半腱様筋は、股関節の伸展

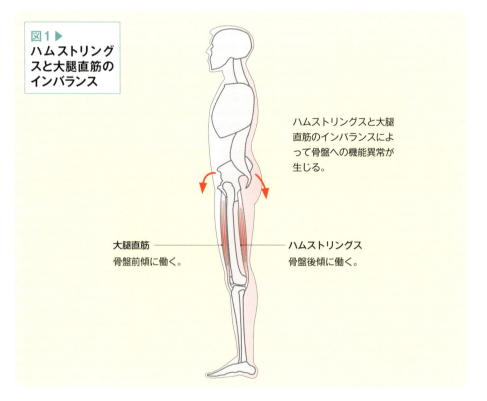

図1 ▶ ハムストリングスと大腿直筋のインバランス

ハムストリングスと大腿直筋のインバランスによって骨盤への機能異常が生じる。

大腿直筋
骨盤前傾に働く。

ハムストリングス
骨盤後傾に働く。

キーワード　ハムストリングス……大腿後面にある大腿二頭筋、半腱様筋、半膜様筋の筋群の総称。外側にある外側ハムストリングス（大腿二頭筋）、内側にある内側ハムストリングス（半腱様筋、半膜様筋）に分かれる。

と内旋、および膝関節の屈曲と内旋を行います。これら内側ハムストリングスは、これらの共同筋である外側ハムストリングスの大腿二頭筋よりも硬化または短縮することがあります。この状態は、股関節の過剰内旋のある人に認められます。座位で膝関節の伸展を行っている間にインバランスは最も明らかとなります。

内側ハムストリングスの短縮があると、膝関節を伸展するときに股関節が内旋位になっていれば、膝関節の伸展可動域は正常に近く感じられます。しかし膝関節を伸展するときに股関節の内旋を妨げると、膝関節の伸展可動域は制限されます。

大腿二頭筋の働きと作用

外側ハムストリングスである大腿二頭筋は、股関節の伸展と外旋、および膝関節の屈曲と外旋を行います。最も優位な股関節外旋筋となることがあり、骨盤帯にある股関節外旋の内在筋群の活動が減少することになります。大腿二頭筋は股関節外旋に対して優位となった結果として、膝関節（短頭の脛骨外旋）または股関節の痛みを生じさせます。

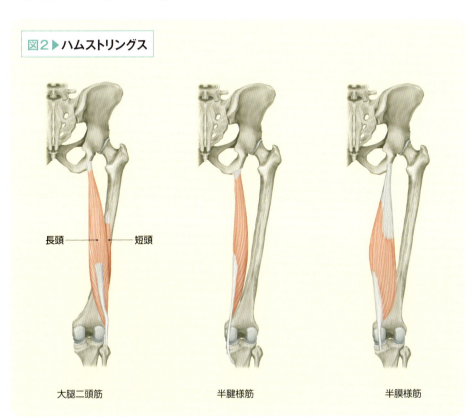

図2 ▶ ハムストリングス

長頭 — 短頭

大腿二頭筋　　半腱様筋　　半膜様筋

キーワード　内在筋……機能が作用する身体部位だけに属する筋。股関節の中に起始する股関節外旋筋など。身体部位の外部に起始する筋肉を外在筋という。

ハムストリングスの筋長検査

ハムストリングスの筋長検査は何種類かありますが、背臥位で、膝伸展位での股関節屈曲運動を用いる方法を紹介します（図3・4）。次のイラストにあるように、正常に見えて短縮している、または過伸張している場合があります。

図3 ▶ ハムストリングスの筋長検査①

正常な状態
股関節は約80°屈曲し、上前腸骨棘が恥骨結合よりも母指1横指ほど沈み込む。

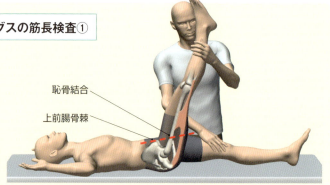

恥骨結合
上前腸骨棘

短縮している場合
上前腸骨棘が恥骨結合よりも母指1横指ほど沈み込んではいるが、股関節が70°まで屈曲できない。

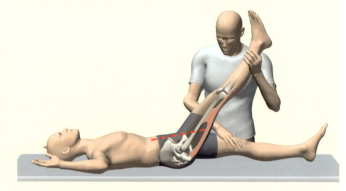

過伸張している場合
上前腸骨棘が恥骨結合よりも母指1横指ほど沈み込んではいるが、股関節が90°以上屈曲できている。

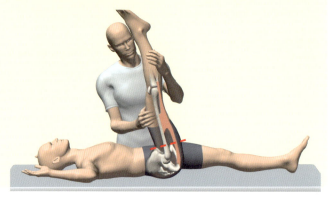

キーワード　上前腸骨棘……腸骨稜の前縁にある2つの突出のうち、上部にある前方に大きく突き出す突起（棘）のこと。

図4 ▶ ハムストリングスの筋長検査②

正常に見えて短縮している場合

屈曲可動域は70°以上あるように見えても、腰椎の屈曲が過剰で、骨盤が過度に後傾している。

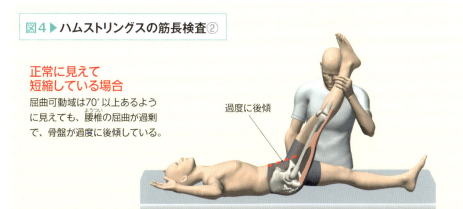

過度に後傾

短縮に見えて正常な場合

骨盤が前傾して腰椎が過伸展しているにもかかわらず、股関節が45°ほどは屈曲できている。つまり、上前腸骨棘と恥骨結合を結ぶ線に対しては、70°ほど屈曲していることになるため。

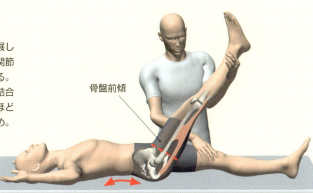

骨盤前傾

腰椎過伸展

正常に見えて過伸張な場合

骨盤が前傾して腰椎が過伸展しているにもかかわらず、股関節が70°以上は屈曲できている。つまり、上前腸骨棘と恥骨結合を結ぶ線に対しては、90°以上屈曲していることになるため。

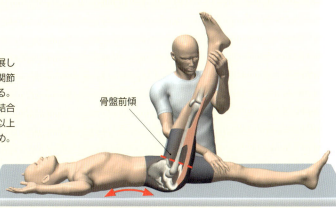

骨盤前傾

腰椎過伸展

(図3·4 『ケンダル　筋:機能とテスト－姿勢と痛み－』p39-42を参考に作成)

キーワード　**恥骨結節**……恥骨結合の前外側にある丸い突起(結節)。

ハムストリングスの機能的筋長検査

ハムストリングスに対する機能的筋長検査は椅子座位と背臥位で行います（図5）。

椅子座位では、腰椎を中間位として、膝を伸ばす側（イラストでは右）の上後腸骨棘を右母指で触り、第2仙椎棘突起を左母指で触ります（A）。そこから膝を伸展してもらいますが、正常では骨盤帯が後傾して右母指が後ろに押された

り、腰椎の屈曲を伴わなくても膝が伸ばせます（B）。左右を両方行い、比較することを忘れないでください。

背臥位では検査側の股関節を90°屈曲位、膝90°屈曲位から開始します。股関節を内旋して膝関節を伸展することで大腿二頭筋の短縮を検査します。さらに股関節を外旋して膝関節を伸展することで半腱様筋と半膜様筋の短縮を検査します（C）。内旋したときと外旋したときとで、どちらのほうがより膝関節が伸展できなかったかを比較検討してください。

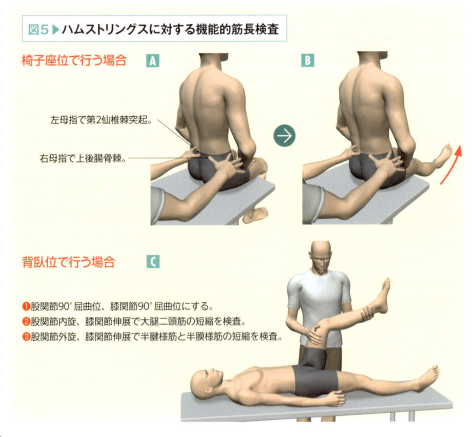

図5 ▶ ハムストリングスに対する機能的筋長検査

椅子座位で行う場合 A
- 左母指で第2仙椎棘突起。
- 右母指で上後腸骨棘。

B

背臥位で行う場合 C
1. 股関節90°屈曲位、膝関節90°屈曲位にする。
2. 股関節内旋、膝関節伸展で大腿二頭筋の短縮を検査。
3. 股関節外旋、膝関節伸展で半腱様筋と半膜様筋の短縮を検査。

キーワード ▶ **機能的筋長検査**……筋の作用を考慮し、動きを出させながら筋の長さを検査する方法。

4 骨盤帯と下肢の機能異常と修正

ハムストリングスのセルフ・ストレッチング

エクササイズのポイント

短縮したハムストリングスを修正するセルフ・ストレッチングとエクササイズを紹介します。大腿と体幹の位置、股関節の位置などによっては、効果が半減することがあります。正しい姿勢、動作で行うように注意しましょう。

エクササイズ 1

片膝立ちで行うセルフ・ストレッチング

1つめは片膝立ちで行う方法です。
伸ばしたい側の膝を前方に出して片膝立ちになります。後ろの膝の下には床との摩擦を減らすために、バスタオルを敷きます（ 1 ）。
後ろの膝を後方にずらすとともに、体幹を前方に傾斜させていきます。このとき体幹と大腿が一直線になっていることが大切です。腰椎が屈曲したり、過伸展しないように注意してください（ 2 ）。
30～60秒を3回実施してください。

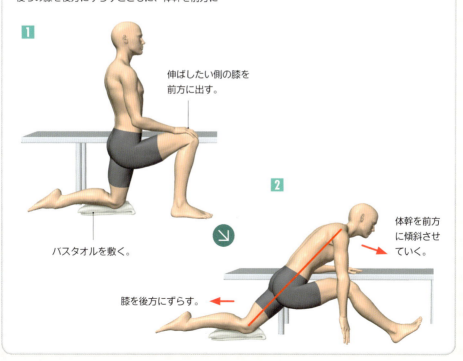

1
伸ばしたい側の膝を前方に出す。
バスタオルを敷く。

2
体幹を前方に傾斜させていく。
膝を後方にずらす。

エクササイズ 2

片脚をベッドから降ろして行うセルフ・ストレッチング

2つめはベッドやテーブルを用いて行う方法です。伸ばしたい側の脚をベッドに乗せ、膝の下に丸めたバスタオルを敷きます。もう一方の脚はベッドから降ろしておきます。

後ろの足を後方にずらすとともに、体幹を前方に傾斜させていきます。このとき体幹と大腿が一直線になっていることが大切です。腰椎が屈曲したり、過伸展しないように注意してください。

なお、ベッドの上の膝下のタオルを忘れて膝が真っ直ぐ伸びている場合は、ハムストリングス以外の腓腹筋(ひふくきん)や斜膝窩靱帯(しゃしつかじんたい)、関節包(かんせつほう)、神経などが伸ばされてしまい、ハムストリングスの抵抗感かどうかがわからなくなりますので、気をつけてください。タオルを忘れないことが、重要です。
30~60秒を3回実施してください。

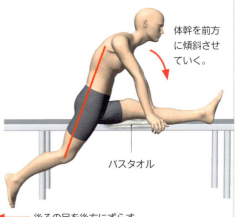

体幹を前方に傾斜させていく。

バスタオル

← 後ろの足を後方にずらす。

エクササイズ 3

背臥位で行うセルフ・ストレッチング

3つめは背臥位で行うハムストリングスのセルフ・ストレッチングです。

伸ばしたい側の膝を曲げて、大腿を後ろから両手で抱えるようにして腹部に近づけます（ **1** ）。この姿勢から股関節は動かさないようにして、膝を伸ばしていきます。このとき持ち上げた側の腰が浮かないようにすることが大切です（ **2** ）。これは大腿四頭筋(だいたいしとうきん)を用いて膝を伸展することで、ハムストリングスを伸ばす動的ストレッチングです。大腿四頭筋を活動させると、相反抑制(そうはんよくせい)という神経生理学的機序(きじょ)によって、ハムストリングスがさらに緩むことになります。膝を伸ばした位置で5秒ほど止めてから元に戻します。これを20回以上実施してください。大腿四頭筋の筋力強化エクササイズも同時に行えます。

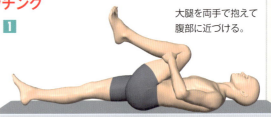

大腿を両手で抱えて腹部に近づける。

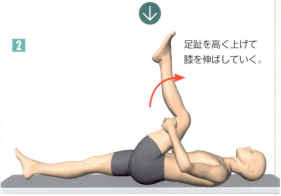

足趾を高く上げて膝を伸ばしていく。

エクササイズ 4

椅子座位で行うセルフ・ストレッチング

4つめは椅子座位で行う方法です。ハムストリングスをストレッチングするにしても、ただ単にストレッチすればよいというのでなく、隣接する関節の安定性も考慮しなくてはなりません。ハムストリングスが硬い場合には、腰椎の屈曲代償を生じ、それによって骨盤の後傾位を助長する恐れがあります（ A ）。

このような場合のストレッチングは、腰部多裂筋を収縮させ、すなわち骨盤を軽度前傾させて正常のアライメントに正した状態（ B ）で、自動的なハムストリングスのストレッチング（ C ）が有効となります。股関節が内旋したり、外旋したりしないように注意してください。

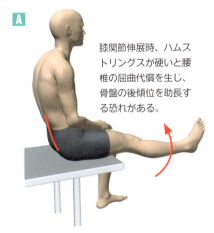

膝関節伸展時、ハムストリングスが硬いと腰椎の屈曲代償を生じ、骨盤の後傾位を助長する恐れがある。

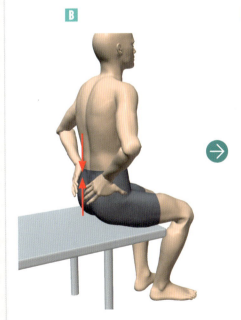

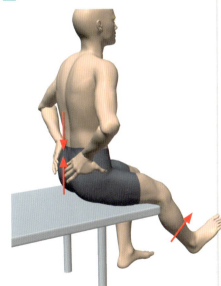

骨盤を軽度前傾させて正常なアライメントに正す。

正常なアライメントを保った状態でハムストリングスをストレッチング。

体幹の前屈運動の修正エクササイズ

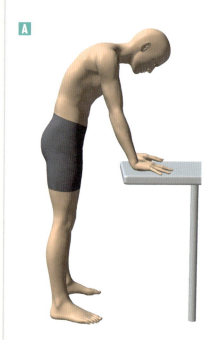

5つめは体幹の前屈運動の修正です。
体幹を前屈する際には60°までは股関節の屈曲が優位であり、その後腰部の屈曲が生じるのが正しい体幹前屈です。しかし体幹前屈時にハムストリングスの遠心性収縮がうまくいかないと、弛緩のタイミングが合わず、早期に骨盤を後傾方向に止めてしまい、腰椎の屈曲が早く生じる代償が起きてしまいます。これを防止するためにも、ハムストリングスを緩めた状態での股関節屈曲を用いた体幹前屈を学習する必要があります。

まず台に手をついて体重を支えます（**A**）。次に膝関節を軽度屈曲し、ハムストリングスを緩めます（**B**）。この位置から徐々に股関節を屈曲させていきます。手を前に滑らせ、腰部ではなく骨盤前傾すなわち股関節を屈曲させることを意識します。戻る際は大殿筋を意識して戻ります（**C**）。
これを10回行い3セット行えるとよいです。
エクササイズ前に立位で体幹を前屈して、両手の指先が床に向かってどの程度近づくかを検査しておけば、エクササイズ後の効果を確認できます。

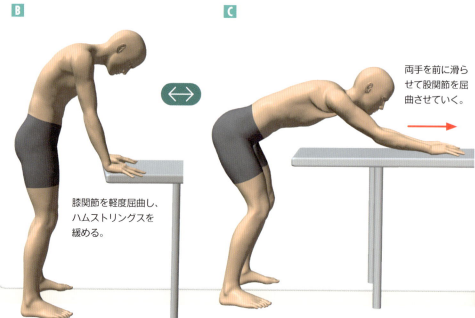

膝関節を軽度屈曲し、ハムストリングスを緩める。

両手を前に滑らせて股関節を屈曲させていく。

しかし、自分ではどうしてもうまくできないという人の場合には、最初にやり方を教えてあげる必要があります。
まず骨盤の前傾を介助することで、股関節の屈曲を教えます（D）。戻るときは、骨盤の後傾を介助し、大殿筋に手で刺激を与え、大殿筋の活動を向上させます。そのときに腰椎の伸展で代償させないために、腹筋には収縮をいれさせます（E）。

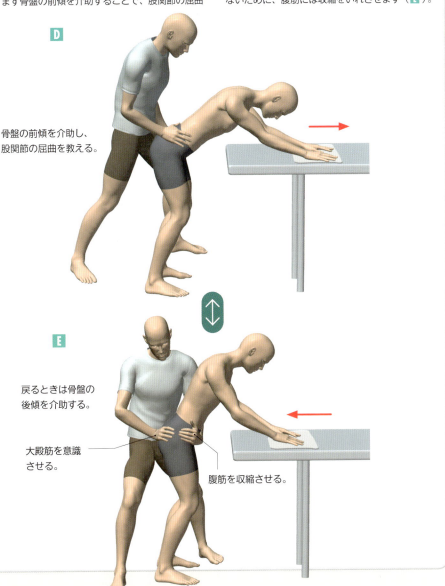

D 骨盤の前傾を介助し、股関節の屈曲を教える。

E 戻るときは骨盤の後傾を介助する。
大殿筋を意識させる。
腹筋を収縮させる。

4 骨盤帯と下肢の機能異常と修正

脊柱起立筋群の機能異常

脊柱起立筋群の姿勢や運動への働き

前項で体幹の前屈運動の修正エクササイズを紹介しましたが、この修正を行ってもなかなか改善しないことがあります。その場合、脊柱起立筋群に問題があることが少なくありません。高齢になるほど、

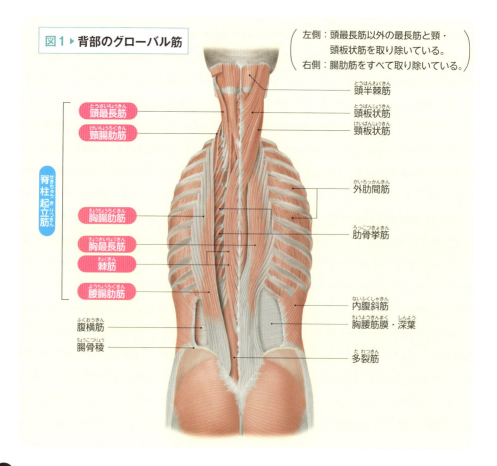

図1 ▶ 背部のグローバル筋

左側：頭最長筋以外の最長筋と頸・頭板状筋を取り除いている。
右側：腸肋筋をすべて取り除いている。

キーワード　グローバル筋……体幹の浅い部分にある筋。浅部筋ともいう。脊椎に直接付着することがほとんどなく、張り綱のような構造で脊椎を押し縮める方向に荷重をかけて脊柱を安定させる働きがある。

そういう問題が加わってきます。

　脊柱起立筋群は、両側が働くと骨盤を前傾させます。一側のみの働きでは、骨盤を側方傾斜します。

　脊柱起立筋の深層にある多裂筋は、体幹前屈時には遠心性の収縮を通して脊柱の屈曲や前方剪断力をコントロールします。多裂筋は、回旋にはあまり関与しませんが、回旋時に活動すると、体幹回旋の主な動作筋である腹筋による屈曲方向の力を相殺する作用を持ちます。また様

仙部の多裂筋は仙骨を前屈します。骨盤底筋群が仙骨を後屈するので、ちょうど反対の働きをします。

後方筋群の筋長検査

　脊柱起立筋群を含めた後方筋群（脊柱起立筋群・ハムストリングス・下腿三頭筋）の筋長検査は、長座位で行います。（次ページ参照）

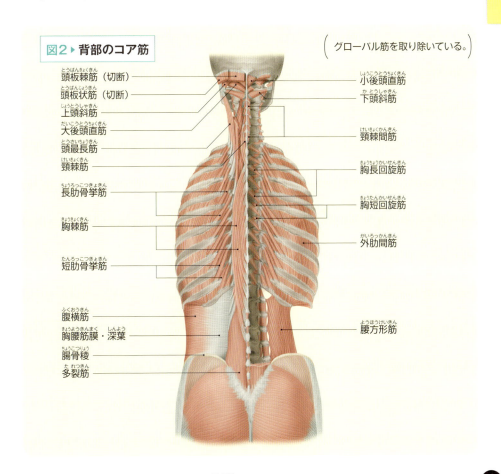

図2 ▶ 背部のコア筋（グローバル筋を取り除いている。）

キーワード　コア筋……体幹の深い部分にある筋。深部筋ともいう。脊椎の各分節それぞれに直接付着し、各分節を安定した位置に維持する働きがある。

Ａは脊柱起立筋群・ハムストリングス・下腿三頭筋の長さが正常です。骨盤も若干後傾していて、上前腸骨棘が恥骨結節よりも後ろにあります。脊柱の部分的な過屈曲や過伸展がなく、両手の指先が足趾に触れるくらいが正常です。

　Ｂは骨盤が前傾しており、中下部の脊柱起立筋群とハムストリングスが長い状態です。

　Ｃは骨盤後傾が強く、ハムストリングスが短縮していますが、それを長くなった脊柱起立筋群で代償しようとしています。下腿三頭筋は正常です。

　Ｄは骨盤後傾が強く、下部脊柱起立

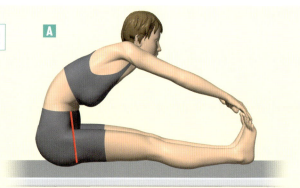

脊柱起立筋群・ハムストリングス・下腿三頭筋の長さが正常。

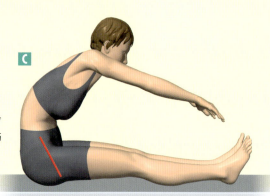

図３▶後方筋群の筋長検査

骨盤が前傾、中下部の脊柱起立筋群とハムストリングスが長い。

骨盤後傾が強く、ハムストリングスが短縮。それを長い脊柱起立筋群が代償。下腿三頭筋は正常。

キーワード　底屈……つま先立ちのように足関節を脛部から遠ざける方向に伸ばす動き。逆に足先を上げるように足関節を脛部に近づける動きを背屈という。

筋群、ハムストリングスが短縮しています。また足関節底屈が強く、下腿三頭筋も短縮しています。上部の脊柱起立筋は正常です。

Eは骨盤後傾は正常で、ハムストリングスは正常です。上部の脊柱起立筋が長く、中下部の脊柱起立筋と下腿三頭筋はやや短縮しています。

Fは骨盤前傾が強く、ハムストリングスは長くなっています。上部の脊柱起立筋は正常ですが、下部の脊柱起立筋が硬くて拘縮を生じています。この姿勢は脊髄損傷の対麻痺（両下半身の麻痺）の人に見られる姿勢です。

4 骨盤帯と下肢の機能異常と修正

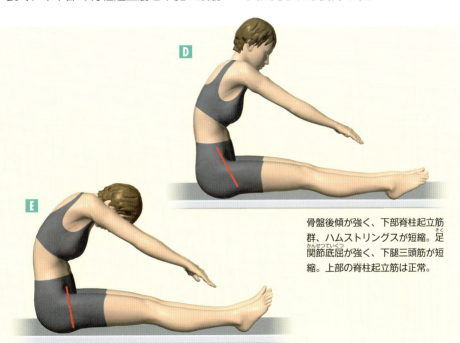

骨盤後傾が強く、下部脊柱起立筋群、ハムストリングスが短縮。足関節底屈が強く、下腿三頭筋が短縮。上部の脊柱起立筋は正常。

骨盤後傾、ハムストリングスは正常。上部の脊柱起立筋が長く、中下部の脊柱起立筋と下腿三頭筋はやや短縮。

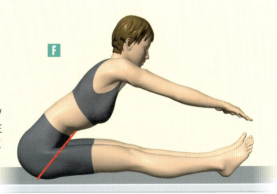

骨盤前傾が強く、ハムストリングスが長い。上部の脊柱起立筋は正常だが、下部の脊柱起立筋が硬くて拘縮を生じている。

キーワード　拘縮……軟部組織が硬くなって関節の動きが悪くなってしまう状態。

4 骨盤帯と下肢の機能異常と修正

後方筋群の修正エクササイズ

エクササイズのポイント

体幹前屈運動が改善しない場合の修正エクササイズを紹介します。まず、下部脊柱起立筋、前胸部、最後に下腿三頭筋のセルフ・ストレッチングへと進めます。

エクササイズ 1

下部脊柱起立筋の
セルフ・ストレッチング

まず、下部脊柱起立筋のセルフ・ストレッチングです。
両膝を曲げて後ろで両手を組みます。そして両膝を胸に近づけてくるようにします。お尻が浮くまで持ち上げて、下部の脊柱起立筋を30〜60秒ストレッチングします（A）。

続いて両膝を左に倒して骨盤と腰をその方向に回して30~60秒ストレッチング（B）。さらに両膝を右に倒して骨盤と腰をその方向に回して30~60秒ストレッチング（C）。両膝を横に倒すときに、倒したほうと反対の肩が浮いてしまわないように注意してください。
A～Cを3回実施してください。

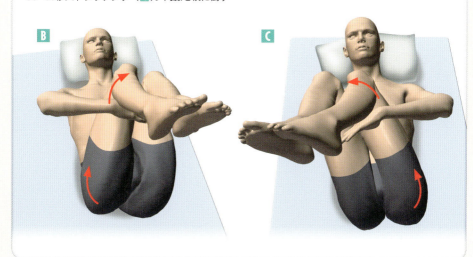

前胸部のセルフ・ストレッチング

次に、前胸部のセルフ・ストレッチングです。肩甲骨（けんこうこつ）の下端が中心になるように、丸めたバスタオルを下に敷きます。両膝は立てます。低めの枕を敷いて、顎を軽く喉元に引きつけたままバンザイします。その状態で胸の前を30～60秒ストレッチングします。このときに腹筋群（ふっきんぐん）を収縮させておいて、腰部（ようぶ）が伸展しないように注意してください。これを3回実施してください。

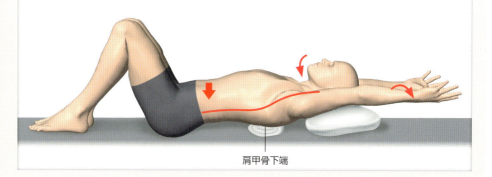

肩甲骨下端

エクササイズ 3

下腿三頭筋の
セルフ・ストレッチング

下腿三頭筋のセルフ・ストレッチングです。Aは腓腹筋のセルフ・ストレッチングです。腓腹筋は二関節筋で、膝関節屈曲と足関節底屈に作用します。

テーブルまたは椅子の背もたれに両手をつきます。左脚を前、右脚を後ろにして前後に開き、左の股関節と膝関節を前方で屈曲します。右下肢は、膝を伸ばしたまま踵が浮くところまで足を後方へ引きます。その位置より徐々に足部を床につけるように下ろし、ストレッチングします。前後の脚を入れ替えて同様に行います。
30～60秒を3回実施してください。

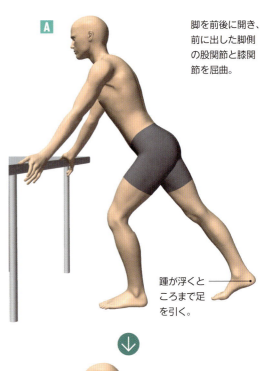

脚を前後に開き、前に出した脚側の股関節と膝関節を屈曲。

踵が浮くところまで足を引く。

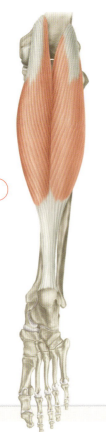

腓腹筋

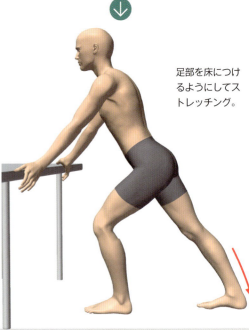

足部を床につけるようにしてストレッチング。

B はヒラメ筋のセルフ・ストレッチングです。
A と異なるのは、前後に開く脚幅を狭くして後ろの足の踵を床にしっかりつけて、膝関節を軽く曲げた位置から開始する点です。この位置から踵が浮かないように、右膝の屈曲を増やしていき、ストレッチングします。
30〜60秒を3回実施してください。

ヒラメ筋

B
脚を前後に開き、前に出した脚側の股関節と膝関節を屈曲。

踵を床につける。

膝の屈曲を増やすようにしてストレッチング。

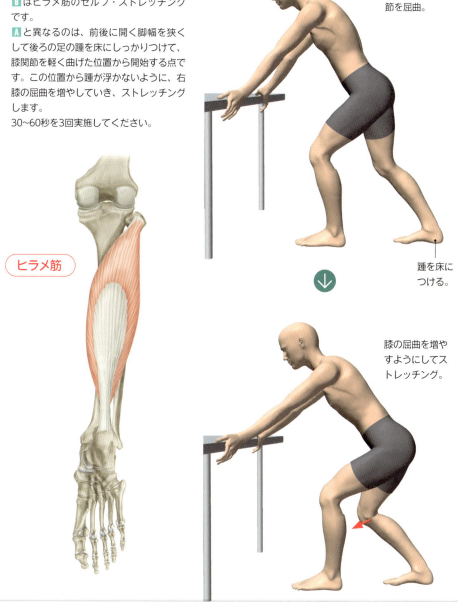

4 骨盤帯と下肢の機能異常と修正

優位で短縮した股関節屈筋群の修正

腸腰筋の働き

次に優位で短縮した股関節屈筋群による機能異常について解説します。

股関節屈筋の一つ、腸腰筋（図1）は、下肢が固定されているときには、骨盤を

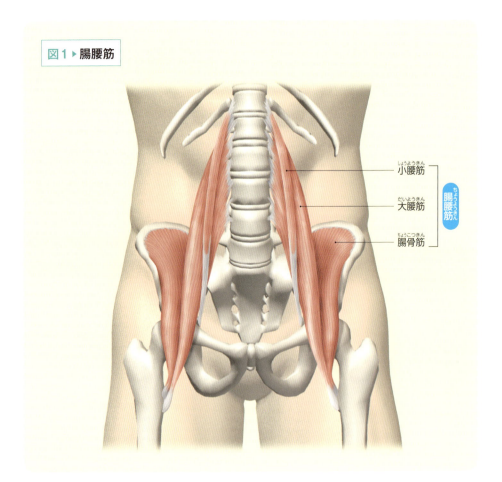

図1 ▶ 腸腰筋

小腰筋
大腰筋 } 腸腰筋
腸骨筋

前傾させます。骨盤前傾に関しては脊柱起立筋群や広背筋と共同して働きます（共同筋）。

　直立姿勢では、大腰筋が上部腰椎に対しては弱い伸展モーメントを持ち、下部腰椎に対しては屈曲モーメントを発揮します。これによって立位では腰椎が伸展（前弯）しているのです。このモーメントは脊柱伸展位で強調されますが、一方で、屈曲位では腰椎のすべてのモーメントは屈曲方向へ転じる傾向があります。立っているときは腰が反っているのに、椅子に座ると腰が丸まっているというのはこういう理由によるのです。

股関節屈筋群の筋長検査

トーマス（Thomas）テストは、腸腰筋（大腰筋・腸骨筋）、大腿直筋、大腿筋膜張筋、縫工筋など（図2）の股関節屈筋群に短縮がないかを調べるテストです。

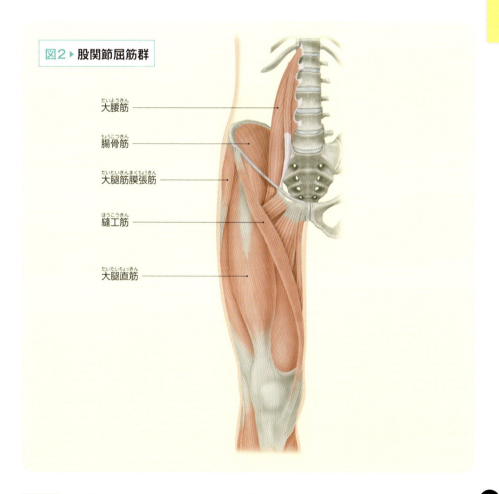

図2 ▶ 股関節屈筋群

- 大腰筋
- 腸骨筋
- 大腿筋膜張筋
- 縫工筋
- 大腿直筋

キーワード　モーメント……物体を回転させる力の大きさを表す物理量。

左の股関節を屈曲した際に、右の膝が浮いてくると、右の股関節屈筋群の短縮を示唆します。骨盤が後傾する際に股関節屈筋群に十分な伸張性がないといっしょに動いて屈曲してしまうのです（図3）。

トーマステスト変法

トーマステストではどの筋に問題があるかまではわかりません。そこで**トーマステスト変法**を用います（図4）。

図3 ▶ トーマステスト

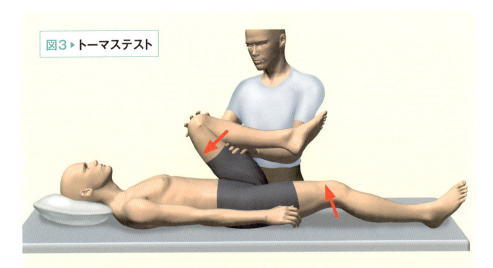

左の股関節を屈曲した際に、右の膝が浮いてくると、右の股関節屈筋群の短縮を示唆する。

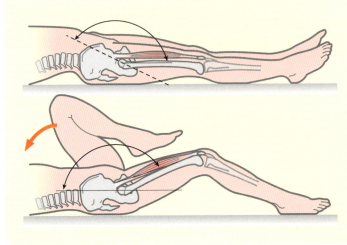

左の股関節が屈曲すると骨盤が後傾する。そのとき右の股関節屈筋群に十分な伸張性がないといっしょに動いて屈曲してしまう。

（『図解 四肢と脊椎の診かた』p150を参考に作成）

キーワード **伸展モーメント**……伸展方向に回転させる力のこと　**屈曲モーメント**……屈曲方向に回転させる力のこと。

Aは正常な状態です。大腿後面はベッドについたままです。骨盤が約10°後傾していますので、右の股関節は約10°伸展していることになります。右膝関節は80°以上屈曲します。

Bは誤った方法です。屈曲した左側の殿部まで離床して、顎まで上がっています。屈曲した殿部は離床しないように注意してください。

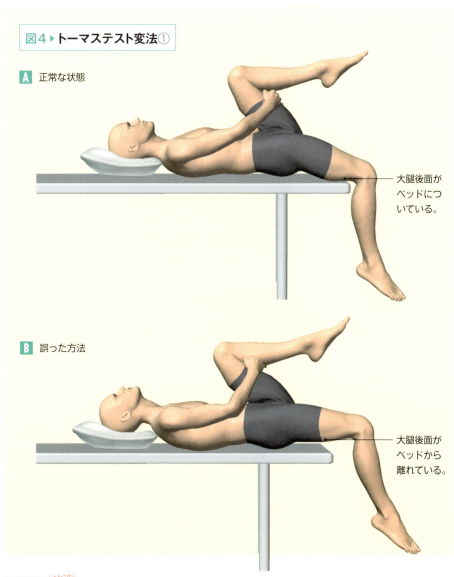

図4 ▶ トーマステスト変法①

A 正常な状態

大腿後面がベッドについている。

B 誤った方法

大腿後面がベッドから離れている。

キーワード 伸張性……筋の伸びる性質のこと。

●縫工筋の短縮がある場合

縫工筋の短縮がある場合、右股関節が屈曲・外転・外旋し、膝関節は屈曲します（図5）。

●大腿筋膜張筋の短縮がある場合

大腿筋膜張筋の短縮があると、右の股関節が屈曲してきます（図6**A**）。大腿筋膜張筋の股関節への作用は、屈曲・外転・内旋です。よって股関節を外転すると股関節伸展角度が増加します（**B**）。

さらに股関節を内旋すると股関節伸展角度が増加するなら（**C**）、大腿筋膜張筋が疑われます。内旋すると股関節伸展角度が減少して屈曲が増すようであれば縫工筋かもしれません。また股関節を内転すると、脛骨が外旋してくる場合は（**D**）、大腿筋膜張筋‐腸脛靱帯の付着部で脛骨を外旋方向に引っ張ることが原因なので、大腿筋膜張筋の硬さが示唆されます。

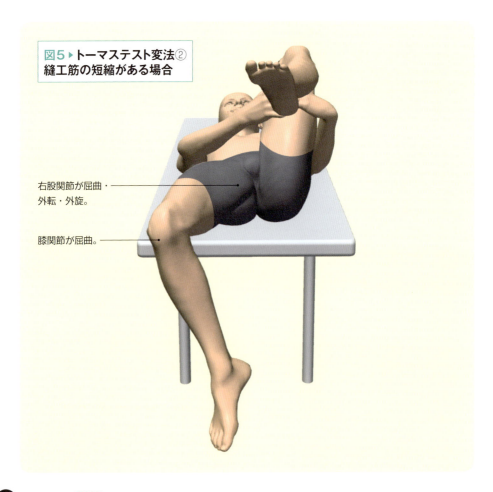

図5▶トーマステスト変法②
縫工筋の短縮がある場合

右股関節が屈曲・外転・外旋。

膝関節が屈曲。

骨盤帯と下肢のアライメントの評価と修正エクササイズ | Part 3

4 骨盤帯と下肢の機能異常と修正

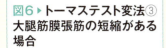

図6▶トーマステスト変法③
大腿筋膜張筋の短縮がある
場合

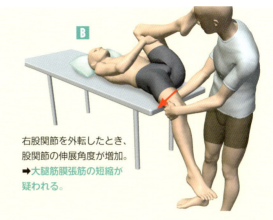

右股関節を外転したとき、
股関節の伸展角度が増加。
➡大腿筋膜張筋の短縮が
疑われる。

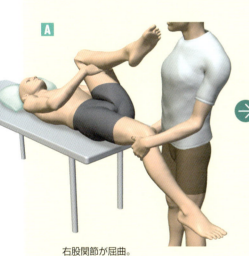

右股関節が屈曲。

右股関節を内旋したとき
股関節の伸展角度が増加
➡大腿筋膜張筋の短縮が疑われる。
股関節の伸展角度が減少、屈曲が
増加
➡縫工筋の短縮が疑われる。

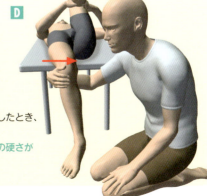

右股関節を内転したとき、
脛骨が外旋
➡大腿筋膜張筋の硬さが
疑われる。

キーワード **大腿筋膜張筋**……大腿の外側にある股関節の屈曲、外転、内旋に関与する筋（→P181）。

185

● **腸腰筋短縮か大腿直筋短縮かの鑑別**

　腸腰筋と大腿直筋の短縮の鑑別を図7に示します。Aは大腿後面がベッドから離れ、膝屈曲が80°より小さくなっています。これで腸腰筋が原因か大腿直筋が原因かを鑑別します。Bでは膝を他動的に伸展します。その際に股関節の屈曲角度に変化がなければ腸腰筋が疑われます。もしもDのように膝を他動的に伸展すると股関節が伸展してくるようなら、2関節筋の大腿直筋に短縮があることになります。Cのように膝を他動的に伸展します。

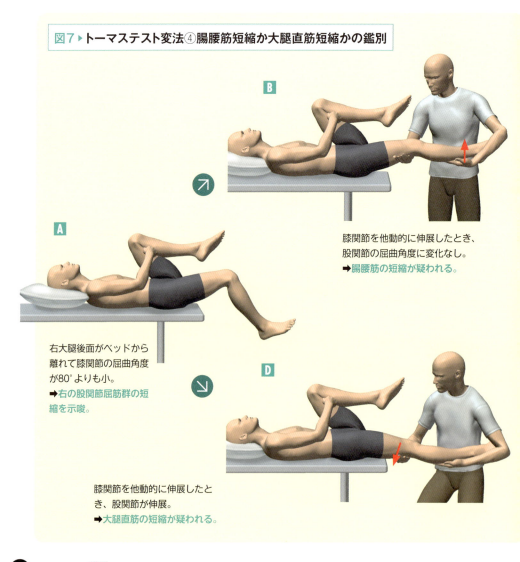

図7 ▶ トーマステスト変法④ 腸腰筋短縮か大腿直筋短縮かの鑑別

A
右大腿後面がベッドから離れて膝関節の屈曲角度が80°よりも小。
➡右の股関節屈筋群の短縮を示唆。

B
膝関節を他動的に伸展したとき、股関節の屈曲角度に変化なし。
➡腸腰筋の短縮が疑われる。

D
膝関節を他動的に伸展したとき、股関節が伸展。
➡大腿直筋の短縮が疑われる。

キーワード 鑑別……異常のある部位、不良アライメントなどを触診、検査等によって判断すること。

に伸展すると、股関節屈曲角度が少し変化したなら両者が考えられます。もしも大腿直筋が優位であれば、Eのように膝を床方向に押すと膝が伸展してきます。

最初の肢位がFのようであれば腸腰筋が示唆されます。膝の屈曲角度は正常で、股関節のみ屈曲しています。Gのようであれば、大腿直筋が示唆されます。大腿直筋だけなら大腿後面はベッドにつき、その際の膝屈曲角度が80°より小さくなります。しかし、FやGのようなはっきりした肢位はあまり多くありません。

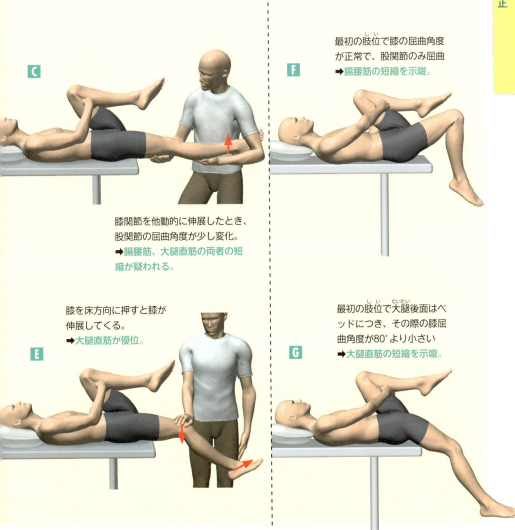

C　膝関節を他動的に伸展したとき、股関節の屈曲角度が少し変化。
➡腸腰筋、大腿直筋の両者の短縮が疑われる。

E　膝を床方向に押すと膝が伸展してくる。
➡大腿直筋が優位。

F　最初の肢位で膝の屈曲角度が正常で、股関節のみ屈曲
➡腸腰筋の短縮を示唆。

G　最初の肢位で大腿後面はベッドにつき、その際の膝屈曲角度が80°より小さい
➡大腿直筋の短縮を示唆。

キーワード　他動的伸展……自らの筋力を使わないで他人の力で伸展させること。自分の力で伸展させることを自動的伸展という。

●大腰筋短縮か腸骨筋短縮かの鑑別

　原因が腸腰筋だとわかったら、大腰筋か腸骨筋（P180）かを鑑別する必要があります（図8）。

　Aでは股関節が屈曲していて、膝関節は約80°屈曲しています。大腰筋は、股関節屈曲、外旋、腰椎伸展に作用します。腰部屈曲位では腰椎屈曲に、一側の働きだと体幹を同側に側屈します。

　もしもBのように体幹を同側に側屈させて大腰筋を緩めたときに股関節が伸展してくるなら、大腰筋が示唆されます。

　大腰筋であればCのように体幹を対側に側屈させると、大腰筋が緊張して股関節の屈曲が増します。これらの反応が出た場合は大腰筋が原因と考えられますが、何の変化もなければ、残る原因は腸骨筋ということになります。

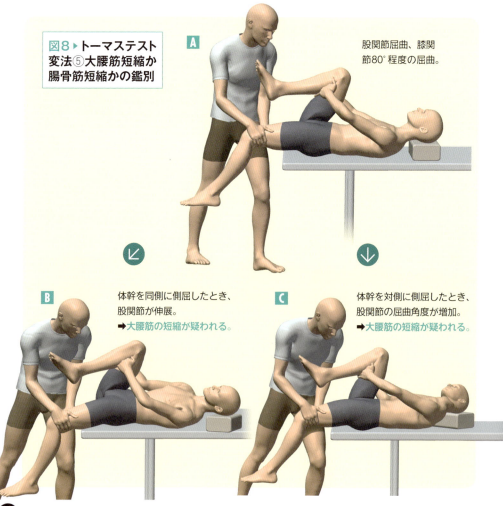

図8▶トーマステスト変法⑤大腰筋短縮か腸骨筋短縮かの鑑別

A　股関節屈曲、膝関節80°程度の屈曲。

B　体幹を同側に側屈したとき、股関節が伸展。
→大腰筋の短縮が疑われる。

C　体幹を対側に側屈したとき、股関節の屈曲角度が増加。
→大腰筋の短縮が疑われる。

キーワード　同側……同じ側。　対側……もう一方の側。　一側……片側の。　両側……両側の。

●腸腰筋の過度の伸張

腰椎を平坦とし、ベッドの端に股関節がくるようにします。大腿骨が診察台よりも下に落下してくれば、それは腸腰筋が過度に伸張されていることを示します（図9）。

立位と両膝立ちの比較

立位と両膝立ちの変化を観察して識別することもできます（図10）。立位では腰椎前弯は見られません。このことは腸腰筋には短縮がないことを示しています。しかし両膝立ちをすると短縮した大腿直筋と大腿筋膜張筋が股関節と膝関節の両方で伸張されることになります。その結果、これらの短縮した2関節筋が骨盤を前傾させ、腰椎の前弯を引き起こすことがあります。

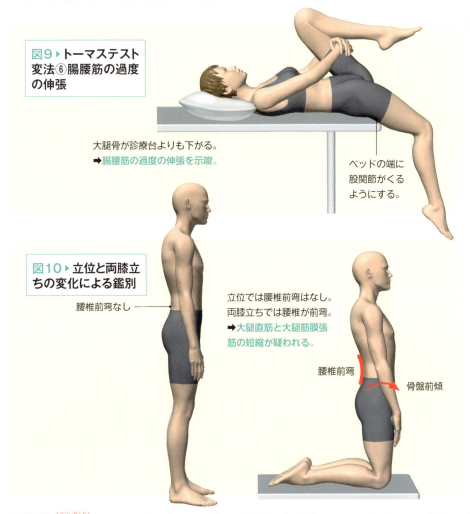

図9 ▶ トーマステスト変法⑥腸腰筋の過度の伸張

大腿骨が診療台よりも下がる。
➡ 腸腰筋の過度の伸張を示唆。

ベッドの端に股関節がくるようにする。

図10 ▶ 立位と両膝立ちの変化による鑑別

腰椎前弯なし

立位では腰椎前弯はなし。両膝立ちでは腰椎が前弯。
➡ 大腿直筋と大腿筋膜張筋の短縮が疑われる。

腰椎前弯　骨盤前傾

キーワード　腰椎前弯……腰椎が過度に前弯している状態のこと（正常な腰椎は前弯しているが、過度になっている状態）。逆に、前弯がなくなり、平らな腰になっている状態のことを**腰椎後弯**という。

大腿直筋の短縮テスト

大腿直筋の短縮テスト（尻上がり現象テスト：Ely sign）を行って確認することも必要です（図11）。被験者の下腿を把持し、踵が殿部につくまで膝を他動的に屈曲させます。殿部が浮き上がれば陽性です。大腿直筋の短縮があることで膝関節の屈曲を制限し、起始部の下前腸骨棘を引くことで骨盤の前傾が生じ、殿部が浮き上がるのです。

大腿直筋か大腿神経か関節かの鑑別

大腿直筋か大腿神経か関節かなどを鑑別する方法を、図12に示します。

Aのように膝関節伸展方向に最大の力を入れてもらい、その動きを等尺性収縮で止めることで、等尺性収縮後弛緩（hold & relax）を実施します。もしも大腿直筋の伸張痛が軽減して膝関節の屈曲角度が増せば大腿直筋が原因ですが、痛みが変わらなければ大腿神経の機能異常が示唆されます。

もしも膝を屈曲すると殿部あるいは腰部に痛みが出る場合は、その原因を調べます。

Bのように左手で仙骨を固定した状態で、他動的に膝関節を屈曲します。仙腸関節領域に痛みが再現できれば、固定した仙骨に対して、大腿直筋の硬さによって腸骨が前傾したことで仙腸関節に痛みが生じたと考えられます。

Cのように左手で下部胸椎を固定した状態で、他動的に膝関節を屈曲します。胸椎は固定されているので、腰椎の伸展（前弯）が増します。そのことで腰部に痛みが再現できれば、腰椎の前弯が増強したことが原因と考えられます。

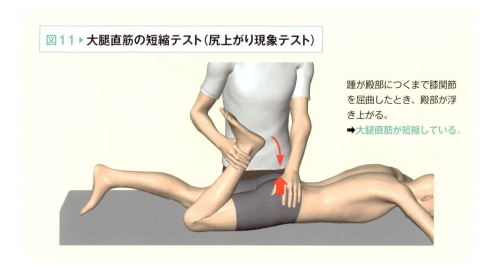

図11 ▶ 大腿直筋の短縮テスト（尻上がり現象テスト）

踵が殿部につくまで膝関節を屈曲したとき、殿部が浮き上がる。
➡ 大腿直筋が短縮している。

キーワード　大腿神経……脊髄神経から分岐して骨盤や殿部、下肢につながる腰神経叢の枝（枝分かれした神経）の一つで、大腿三角（スカルパ三角）を通り、恥骨筋や縫工筋、大腿四頭筋などを支配する神経。

図12 ▶ 大腿直筋か大腿神経か関節かの鑑別

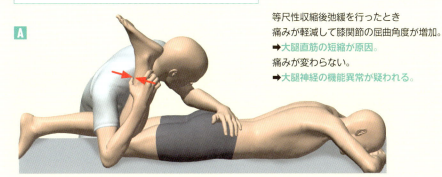

A
等尺性収縮後弛緩を行ったとき痛みが軽減して膝関節の屈曲角度が増加。
➡大腿直筋の短縮が原因。
痛みが変わらない。
➡大腿神経の機能異常が疑われる。

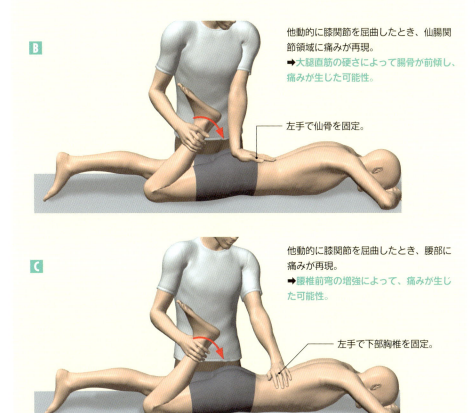

B
他動的に膝関節を屈曲したとき、仙腸関節領域に痛みが再現。
➡大腿直筋の硬さによって腸骨が前傾し、痛みが生じた可能性。

左手で仙骨を固定。

C
他動的に膝関節を屈曲したとき、腰部に痛みが再現。
➡腰椎前弯の増強によって、痛みが生じた可能性。

左手で下部胸椎を固定。

キーワード 仙腸関節……骨盤帯(→P132)の仙骨と腸骨の間にある関節。

4 骨盤帯と下肢の機能異常と修正

腸腰筋・大腿直筋の修正エクササイズ

エクササイズのポイント

では、短縮した腸腰筋、大腿直筋を修正するエクササイズを紹介します。

腸腰筋、大腿直筋それぞれのセルフ・ストレッチング、そしてトーマステスト変法の姿勢をとっての両者のセルフ・ストレッチングへと進めます。

エクササイズ 1

腸腰筋のセルフ・ストレッチング

1つめは腸腰筋のセルフ・ストレッチングです（A）。前側の踵と後側の膝を支点にして、前後に脚を開きます。椅子などに手をおいてバランスをとります。後ろ側の腸腰筋をストレッチングをするために、体幹を前方に移動させます。大腰筋もセルフ・ストレッチングをする場合は、体幹の反対側（前に出した脚側）への側屈を加えます（B）。30～60秒を3回実施してください。

A 腸腰筋のセルフ・ストレッチング

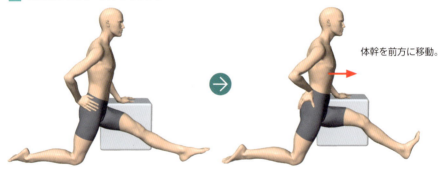

体幹を前方に移動。

B 大腰筋もセルフ・ストレッチングをする場合

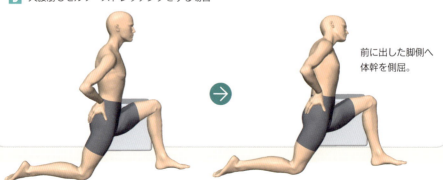

前に出した脚側へ体幹を側屈。

大腿直筋のセルフ・ストレッチング

2つめは2関節筋の大腿直筋のセルフ・ストレッチングです。
大腿直筋は股関節の屈曲と膝関節の伸展に作用するので、股関節伸展位で膝関節を屈曲することが大切です。
片膝立ちになり、後ろの足部を持ちます。股関節伸展を維持したまま、足部を持って膝関節を屈曲して踵を殿部に近づけます（A）。
またはベッドに曲げるほうの下肢を乗せた腹臥位になります（B）。片脚はベッドから降ろして、股関節を屈曲することで骨盤を後傾させています。このことで、膝関節屈曲中の骨盤前傾の代償を防ぎます。ベルトや長いタオルを使い、それを両手で引っ張ることによって、膝関節を屈曲して大腿直筋をストレッチします。
これらのストレッチングは、30～60秒を3回実施してください。

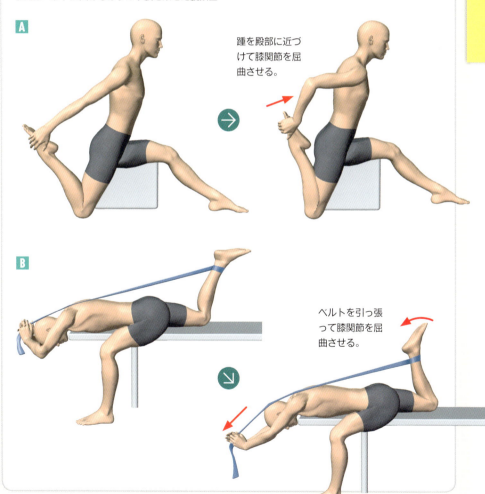

腸腰筋と大腿直筋のセルフ・ストレッチング

3つめは腸腰筋と大腿直筋のセルフ・ストレッチングです。ベッド上でトーマステスト変法の姿勢をとってからストレッチしていく方法です。
まず、腹筋群を収縮させてから、両側の股関節を屈曲して抱えます（**1**）。次に、腹筋群の収縮は維持したままで、一側だけ抱えます（**2**）。そこから腹筋群の収縮は維持したまま腰椎の前弯を防止しながら、一側股関節を伸展し、腸腰筋をスト

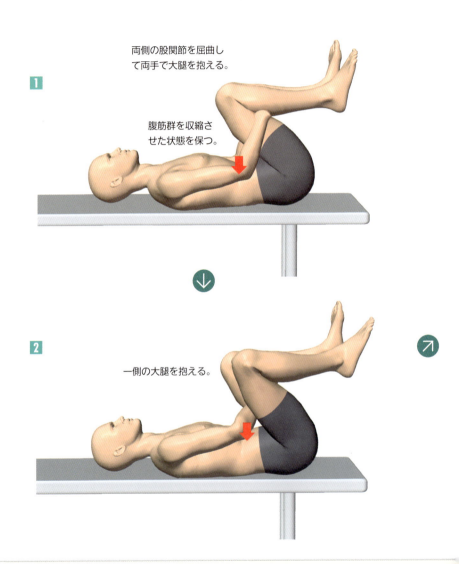

1 両側の股関節を屈曲して両手で大腿を抱える。
腹筋群を収縮させた状態を保つ。

2 一側の大腿を抱える。

骨盤帯と下肢のアライメントの評価と修正エクササイズ | Part 3

4 骨盤帯と下肢の機能異常と修正

レッチします（3）。さらに腹筋群の収縮を維持したまま腰椎の前弯を防止しながら、一側股関節をさらに伸展し、膝関節も屈曲することで、大腿直筋もストレッチします（4）。その後開始肢位に戻し、反対側も行います。
これらのストレッチング30〜60秒を3回行います。さらなるレベルでは、股関節屈曲を自動で保持できるようにしましょう。

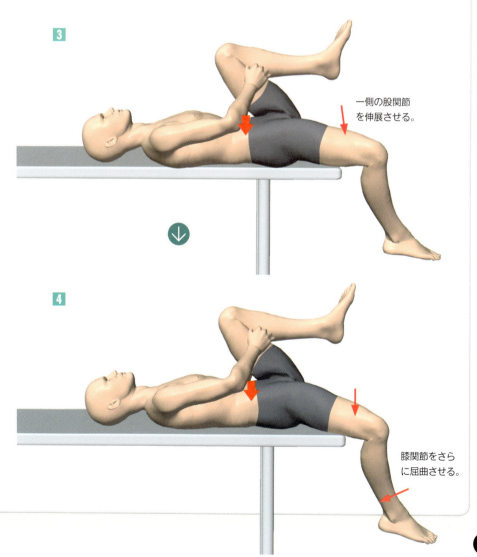

3

一側の股関節を伸展させる。

4

膝関節をさらに屈曲させる。

4 骨盤帯と下肢の機能異常と修正

股関節伸展運動の修正エクササイズ

エクササイズのポイント

股関節屈筋群の短縮があると、股関節の伸展が不足してきます。歩行時にも股関節の伸展ができなくなります。そこで股関節屈筋群のストレッチングをしなが

エクササイズ 1

背臥位で行う股関節伸展運動の修正エクササイズ

1つめは背臥位で行う方法です。
まず、膝を立てた背臥位になり、腹筋群を収縮させます（**1**）。次に一方の膝を持ち上げて、ももの後ろから大腿部を抱えます（**2**）。そのまま足部を床に沿って、膝を伸ばしながら滑らせていきます（**3**）。
腹筋の収縮が足りないと、骨盤が前傾してきてしまいますので注意してください。骨盤が前傾して

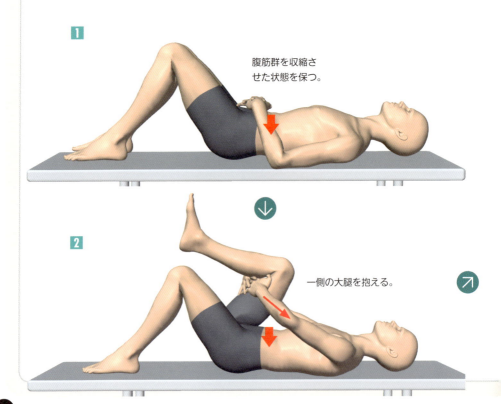

腹筋群を収縮させた状態を保つ。

一側の大腿を抱える。

らも、股関節伸展運動の修正が大切となります。エクササイズには、背臥位で行うものと腹臥位で行うものがあります。

　これらのエクササイズの目的は、次の3つです。

① 股関節屈筋群のストレッチング
② 股関節伸展筋群と外旋筋群のパフォーマンス向上
③ 腹筋群による骨盤コントロール改善

きたら、いったん開始肢位に戻してください。最初のうちは、足部を外尾側（外側下方）へ滑らせてから戻します（**4**）。反復につれて足部をすべらせる方向を徐々に内方へと変えるようにしまし

ょう。内方に行くときは大腿筋膜張筋も伸張することになります。
さらなるレベルでは、股関節屈曲を自動で保持できるようにしましょう。

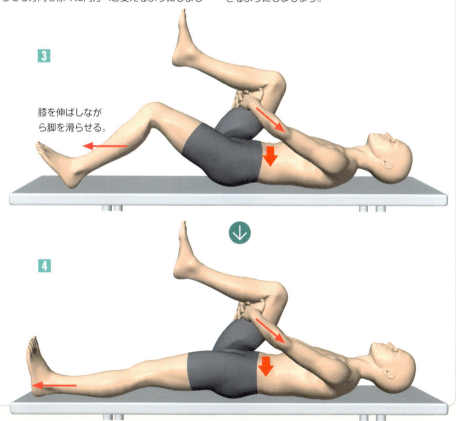

膝を伸ばしながら脚を滑らせる。

腹臥位で両側股関節の伸展筋群に力を入れさせる運動

2つめは腹臥位で両側股関節の伸展筋群に力を入れさせる運動です。

腹臥位で両膝関節を開き、両足部をくっつけます（A）。大殿筋と股関節外旋筋群のパフォーマンスの向上を目的に行います。両足部を押し合い、殿部を硬く収縮させます。このとき腹部の下に枕をおくか、腹筋群を収縮させておいてください。

次に腹臥位で両股関節を軽度外転位で行います（B）。大殿筋のパフォーマンスの向上を目的に行います。股関節を外旋しながら、殿部を硬く収縮させます。下肢を床から持ち上げる必要はありません。このとき腹部の下に枕をおくか、腹筋群を収縮させておいてください。

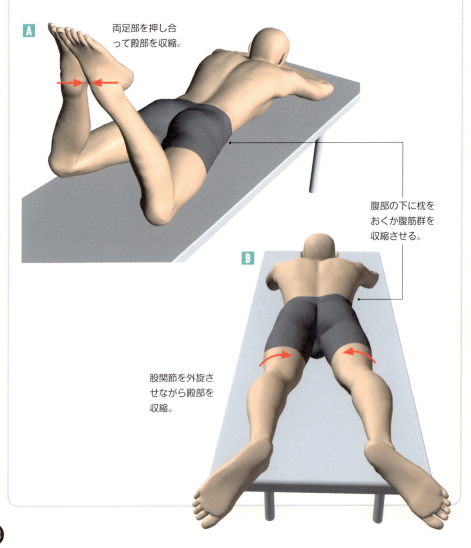

A　両足部を押し合って殿部を収縮。

腹部の下に枕をおくか腹筋群を収縮させる。

B　股関節を外旋させながら殿部を収縮。

腹臥位で一側股関節の伸展修正運動

3つめは腹臥位で一側股関節の伸展修正運動を行います。

まずは膝関節を伸展位で行います（A）。大殿筋とハムストリングスのパフォーマンスの向上を目的に行います。腹筋群を収縮させて、骨盤の前傾や腰部の伸展を防ぎます。股関節を伸展することで股関節屈筋群をストレッチし、背筋群と腹筋群のパフォーマンスを向上し、骨盤の代償を減少していきます。

次に膝関節を屈曲位で行います（B）。大殿筋のパフォーマンスを向上し、ハムストリングスを抑制します。腹筋群を収縮させて、骨盤の前傾や腰部の伸展を防ぎます。股関節を伸展することで、股関節屈筋群をストレッチし、背筋群と腹筋群のパフォーマンスを向上し、骨盤の代償を減少していきます。

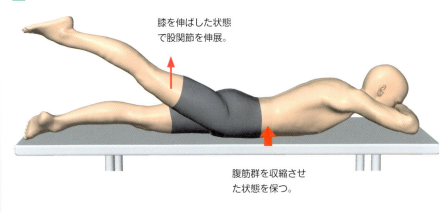

A　膝を伸ばした状態で股関節を伸展。腹筋群を収縮させた状態を保つ。

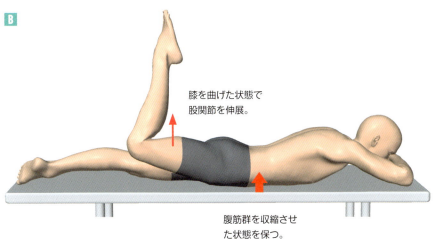

B　膝を曲げた状態で股関節を伸展。腹筋群を収縮させた状態を保つ。

4 骨盤帯と下肢の機能異常と修正

骨盤の前傾・後傾のインバランスによる歩行の異常

歩行パターンの特徴

股関節外転筋の中殿筋筋力低下による第1代償のデュシェンヌ歩行の改善に関しては、股関節外転筋の修正エクササイズ（→P155）に記載しました。

ここでは、左右の骨盤の前傾・後傾のインバランスによる歩行の異常を改善する方法を説明します。

股関節屈筋群が優位に働く側は、骨盤の後傾が大きく、歩行時も足を前方に振り出しやすくなります。反対側の手も前方に振り出しやすくなります。

人の筋膜は体幹の前方と後方とで、反対側への連結があります（図1）。前方では一側の大胸筋・外腹斜筋の浅層部が、反対側の股関節の恥骨筋・長内転筋・短内転筋の浅層部へ連結しています。後方では一側の広背筋の浅層部が、反対側の大殿筋の浅層部へ連結しています。つまり歩くときに右足と左手、左足と右手という反対側の手足が連結するのです。

図1 ▶ 筋膜の前方と後方での交差

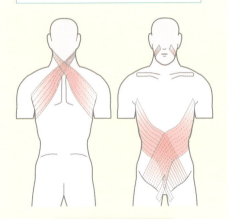

腹部前面で交差するらせん

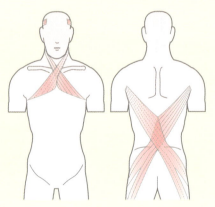

腰部後面で交差するらせん

キーワード　**筋膜**……全身の筋、骨、心臓、脳などの臓器をすべて包み込んでいる膜。全身をくまなく覆っていることから、「第2の骨格」とも呼ばれる。

よって右の骨盤が後傾しているときに、前に振り出すと、左側の手が前に振れます。反対に左骨盤が前傾しているなら、左足が後ろにあるときに、右側の手も後ろにあることになります。

歩行時に連結して働く筋の筋力検査

前方の一側の大胸筋・外腹斜筋と、反対側の恥骨筋・長内転筋・短内転筋の連結に対しては、背臥位で筋力検査をします。図2は、右大胸筋・右外腹斜筋・白線・左股関節屈筋群と内転筋群の筋力検査です。左右の筋力を比較してイラストの側の筋力が弱い場合は、右骨盤が後傾していることを示唆します。

後方の一側の広背筋と、反対側の大殿筋の連結に対しては、腹臥位で筋力検査をします。図3は左広背筋・胸腰筋膜・右大殿筋の筋力検査です。左右の筋力を比較してイラストの側の筋力が弱い場合は、左骨盤が前傾していることを示唆します。

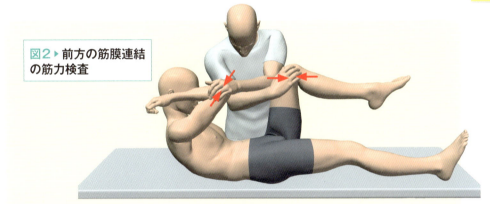

図2▶前方の筋膜連結の筋力検査

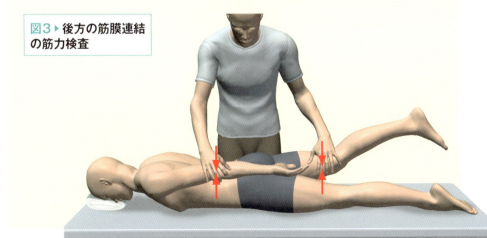

図3▶後方の筋膜連結の筋力検査

キーワード 白線……腹直筋の起始である剣状突起から臍を通って恥骨と垂直に走行している線で、腹直筋を左右にわける内側縁になっている。

4 骨盤帯と下肢の機能異常と修正

骨盤前傾・後傾の修正エクササイズ

エクササイズのポイント

右骨盤後傾を前傾へ、左骨盤前傾を後傾へ改善する例を説明しましょう。背臥位または四つ這いで筋力強化エクササイズを行います。

目的は、次の3つです。
①螺旋連結のパフォーマンス改善
②脳卒中片麻痺における杖・患・健パターンの改善
③腹筋群・背筋群のパフォーマンス向上.

エクササイズ 1

背臥位での歩行パターン修正の筋力強化エクササイズ

背臥位の場合、右外腹斜筋と左股関節屈筋群・内転筋群を収縮させます。肘を反対の膝の外側まで持っていきます。さらに左広背筋と右大殿筋を収縮させます（A）。左手で床を押して左肩が浮くように力を入れます。右足部も床を押して右殿部が浮くように力を入れます（B）。

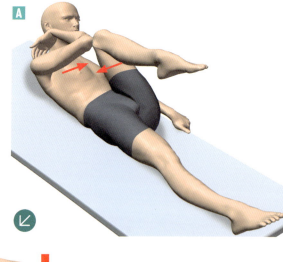

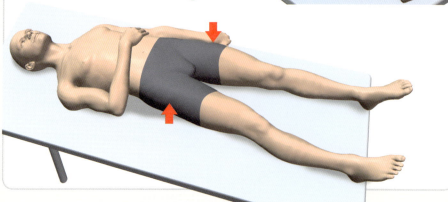

四つ這いでの歩行パターン修正の筋力強化エクササイズ

四つ這いができる人は、四つ這いの方法を選択しましょう。四つ這いで左手と右下腿で体重を支えた状態で、右外腹斜筋と左股関節屈筋群・内転筋群を収縮させます。肘が反対の膝の外側まで行くようにしましょう（A）。さらに右手と左下腿で体重を支えた状態で、左広背筋と右大殿筋を収縮させ）ます（B）。
そして実際に歩くときも左右のバランスに注意しながら歩くようにしましょう。

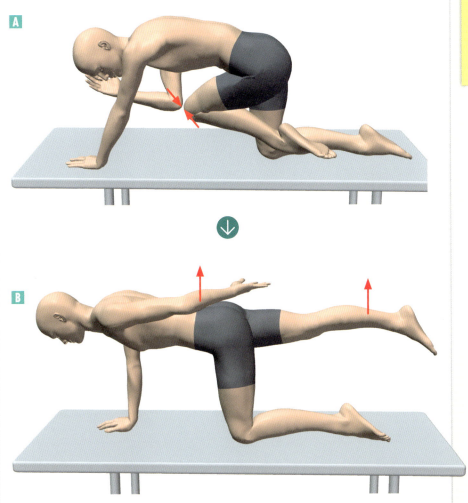

5 膝関節・足関節・足趾の機能異常と修正

膝関節の過伸展位

後弯平坦型でよく見られるアライメント不良

　ここからは膝関節と足関節のアライメント不良とそれを修正するエクササイズを解説します。まずは、膝関節が過伸展位の場合です。

　膝関節が過伸展しており、ときに脛骨が大腿よりも後方にある場合があります。後弯平坦型でよく見られるアライメント不良です。骨盤は、やや後傾位になります。ハムストリングスが優位で、骨盤を後傾させ膝を過伸展させるように働きます。本来なら骨盤後傾と膝伸展に働くはずの大殿筋と大腿四頭筋（特に大腿直筋）は機能が低下し、筋長の延長はありませんが、筋力は低下します。腰椎に生理学的に正常な弯曲が見られない平背型の場合は下腿三頭筋のストレッチングが必要になることもあります（→P206・207）。

図1 ▶ 膝関節の過伸展位

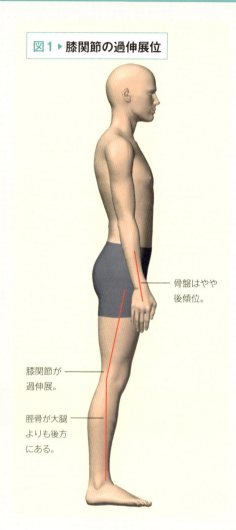

骨盤はやや後傾位。

膝関節が過伸展。

脛骨が大腿よりも後方にある。

骨盤後傾の修正エクササイズ

後弯平坦型の骨盤後傾の修正エクササイズ（前著『姿勢の教科書』→P122）に準じて実施します。

5 膝関節・足関節・足趾の機能異常と修正

脛骨の後方弯曲（骨性）

脛骨自体が後方に弯曲している場合

膝が過伸展しているように見えますが、脛骨自体が後方に弯曲している例もあります。これは骨性によるものです。

骨盤傾斜は中間位で理想的にあります。足関節はやや底屈位になりますので、ときに腓腹筋あるいはヒラメ筋にも短縮が生じることがあります。この場合、腓腹筋とヒラメ筋のストレッチングが有効です。

図1 ▶ 脛骨の後方弯曲

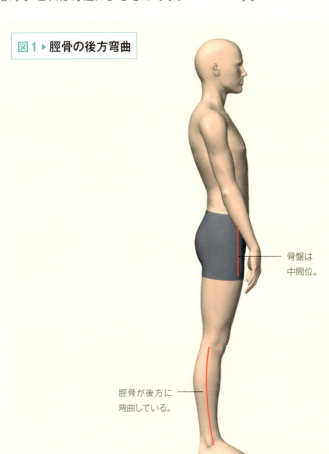

骨盤は中間位。

脛骨が後方に弯曲している。

腓腹筋のセルフ・ストレッチング

テーブルの前に立ち、テーブルに両手をつきます。一側下肢を前方に出し、他方の下肢を後方に引きます。踵が十分浮くまで引きましょう（1）。その位置より後方の踵に徐々に体重をかけて、足底が床につくように腓腹筋のストレッチングを行います（2）。
左右それぞれ30～60秒間のストレッチングを15秒間の休みを入れながら3回行えるようにしましょう。

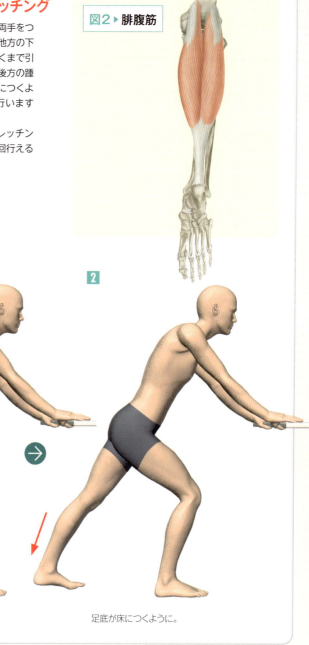

図2▶腓腹筋

1 踵が十分に浮くまで足を引く。

2 足底が床につくように。

ヒラメ筋のセルフ・ストレッチング

テーブルの前に立ち、テーブルに両手をつきます。一側下肢を前方に出し、他方の下肢を後方に引き、足底を床につけます（1）。その位置より徐々に左膝を曲げていくことにより、腓腹筋よりも下に位置するヒラメ筋のストレッチングを行います（2）。

左右それぞれ 30 〜 60 秒間のストレッチングを 15 秒間の休みを入れながら 3 回行えるようにしましょう。

図3 ▶ **ヒラメ筋**

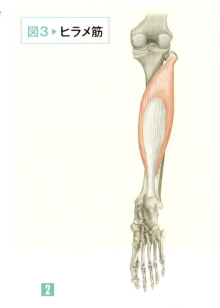

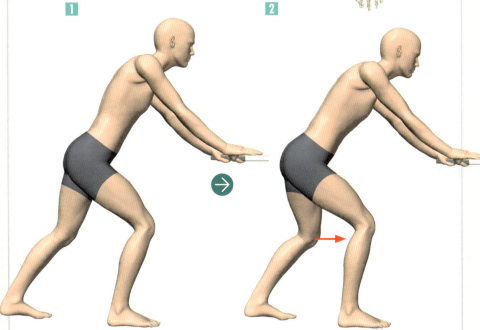

足底を床につける。

徐々に左膝を曲げる。

5 膝関節・足関節・足趾の機能異常と修正

膝関節の屈曲位

後弯前弯型や高齢者によく見られるアライメント不良

後弯前弯型で骨盤が前傾して股関節屈曲位の人、あるいは高齢者によく見られる膝関節屈曲位のアライメント不良です。股関節屈筋群とハムストリングスに短縮があり、ヒラメ筋は延長位になる傾向があります。

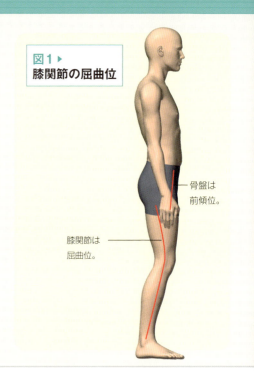

図1 ▶ 膜関節の屈曲位

骨盤は前傾位。

膝関節は屈曲位。

エクササイズ 1
股関節屈筋（二関節筋）のセルフ・ストレッチング

ベッドの端に背臥位になり、両股関節を屈曲して抱えます（ 1 ）。そして固定側の下肢のみ抱えて骨盤を後傾位にしたままで、腹筋群を収縮させます（ 2 ）。

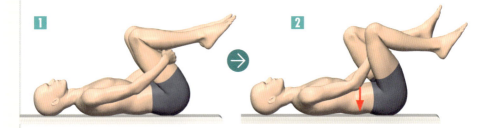

次に、腰椎前弯が生じないように腹筋群の収縮を維持したままで（スタビリティ）、一側の股関節を伸展していきます（モビリティ）（ 3 ）。
さらに、腹筋群収縮を維持したままで、腰椎前弯を防ぎながら一側の股関節をさらに伸展して、膝も屈曲することで二関節筋のストレッチングを行います（ 4 ）。その後、開始肢位に戻して対側も行います。
左右それぞれ最終肢位で、20～30秒間のストレッチングを15秒間の休みを入れながら3回行えるようにしましょう。

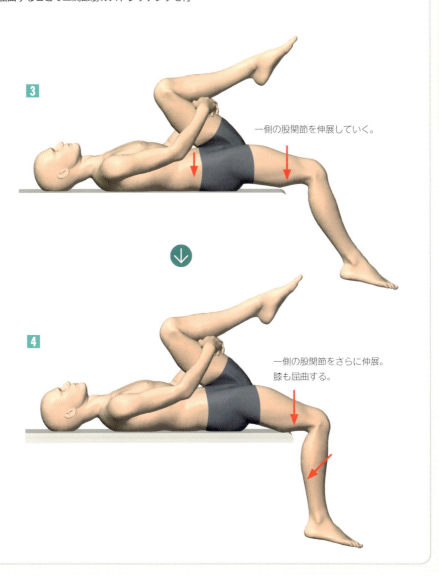

3 一側の股関節を伸展していく。

4 一側の股関節をさらに伸展。膝も屈曲する。

5 膝関節・足関節・足趾の機能異常と修正

膝関節の構造的内反

O脚とは？ X脚とは？

両足をそろえた姿勢で、両膝間の距離である大腿内側顆間距離が2横指以上離れていて、両膝が内反膝の場合は **O脚** と呼ばれます（下図左）。

逆に、膝蓋骨を正面にむけた立位で両大腿骨顆をつけた状態で、両内果間距離が2横指以上離れていて、両膝が外反膝の場合は **X脚** と呼ばれます（下図右）。1横指から3cm以内だと亜外反膝になります。

ほとんどの子どもは、2歳までは軽いO脚ですが、成長とともに自然に改善され、3歳ではむしろX脚傾向になります。3歳をすぎてもO脚傾向が強いときは要注意です。

図1 ▶ 内反膝（O脚）と外反膝（X脚）

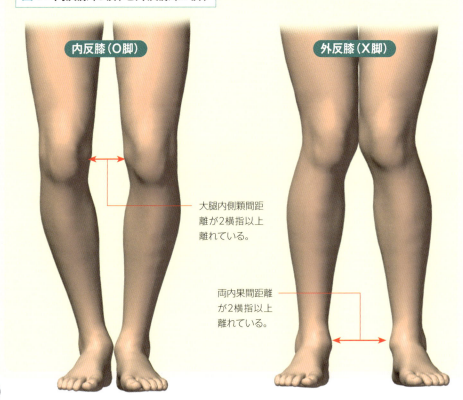

内反膝（O脚）
大腿内側顆間距離が2横指以上離れている。

外反膝（X脚）
両内果間距離が2横指以上離れている。

片脚のみの内反膝とは？変形性膝関節症とは？

患者によっては、両脚というより片脚のみが内反膝の場合もあります（図2）。図の例では右膝が内反膝です。右片脚立ちで、内反傾向が増大するようであれば**変形性膝関節症**が疑われます（図3）。

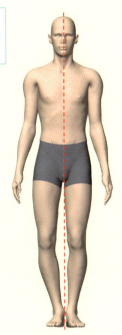

図2▶ 右膝の構造的内反

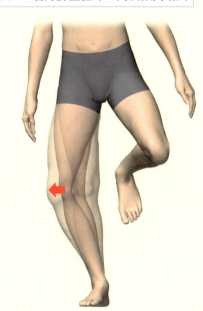

図3▶ 右片脚立位での内反傾向増大

構造的内反による痛み

　膝関節のアライメントは脛骨からの軸が大腿骨の外側に変位します（図4）。右膝関節には内側の圧縮ストレスがかかり関節軟骨がすり減ったりします。外側には離開ストレスがかかることで靱帯が引っ張られ痛みも出ます。また、そのアライメントで無理に膝を曲げたり伸ばしたりするため、それらに作用する筋群に過剰な負荷が加わり、痛みが出ます。

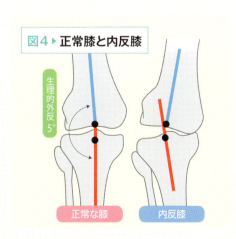

図4▶ 正常膝と内反膝

エクササイズ 1

膝関節の構造的内反の修正 ▶ 運動併用モビライゼーション

内側の圧縮ストレスによる痛みを軽減し、正しい運動軸で屈伸ができるようにするエクササイズです。患側の反対側に立ち、脛骨近位から治療者の殿部にベルトを回します。患者の膝の腹側に手をおき、大腿を固定します。ベルトを治療者方向に引くことで脛骨を内側に滑らせ、同時に足首を操作して下腿が垂直になるように操作します。脛骨を内側に滑らせたまま、患者には自動で膝の屈伸を行ってもらいます。治療者はその動きを介助します。屈曲の最終域では、脛骨を内側に滑らせる力を少し強めてください。

10回を1セットとして3セット行います。

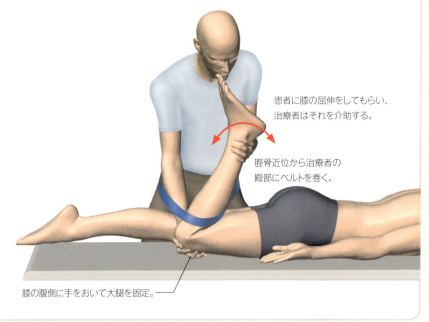

患者に膝の屈伸をしてもらい、治療者はそれを介助する。

脛骨近位から治療者の殿部にベルトを巻く。

膝の腹側に手をおいて大腿を固定。

エクササイズ 2

膝関節の構造的内反の修正
▶ 自己矯正モビライゼーション

両膝を近づけたまま床に両膝をつきます。手を膝下の下腿外側におきます。お尻を床に降ろしていくに従って、両手で下腿を内側方向に5秒間押してください。

10回を1セットとして3セット行います。

お尻を床に降ろしていくに従って、両手で下腿を内側に押す。

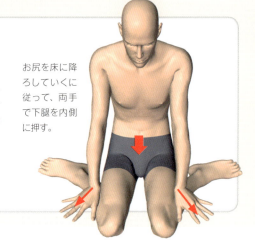

5 膝関節・足関節・足趾の機能異常と修正

脛骨の外方弯曲（骨性）

脛骨の外方弯曲で内反膝に見える場合

膝関節自体が内反しているのではなく、脛骨自体が外方弯曲することで内反膝に見えることがあります。さらには、膝関節自体の内反に加えて、脛骨自体も外方弯曲している例もあります。

Aでは、右膝に内反があり、左膝は正常ですが脛骨が外方弯曲しています。右片足立ちでは、内反膝が増加します（B）。この内反方向の動きが過剰になると、脛骨内側に過度なストレスをかけ痛みと関節変形を悪化させることになります。左片足立ちでは、内反膝は増加せずに安定しています（C）。

図1 ▶ 右内反膝と左脛骨外方弯曲

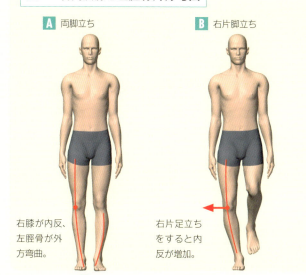
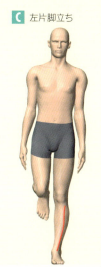

A 両脚立ち　B 右片脚立ち　C 左片脚立ち

右膝が内反、左脛骨が外方弯曲。

右片足立ちをすると内反が増加。

エクササイズ 1

脛骨の外方弯曲の修正

- 右膝に関する修正エクササイズは「膝関節の構造的内反」（→P212）に準じます。
- 左膝に関しては、荷重のかけ方を矯正したり、足底板（インソール）などで対処していく方法があります。

5 膝関節・足関節・足趾の機能異常と修正

運動連鎖に伴った膝関節の機能的内反

下行性運動連鎖、上行性運動連鎖によって生じる

運動連鎖に伴った膝関節の機能的内反は、骨盤の後傾または後方回旋からの下行性運動連鎖（骨盤から下方向に伝わる運動連鎖）、あるいは足部の回外（踵骨内反）からの上行性運動連鎖（足から上方向に伝わる運動連鎖）によって生じます。

足部の回外（踵骨内反）による凹足がある場合、脛骨の軸に沿って近位に過度の外旋を引き起こし、内反膝と外側の脛骨大腿関節の離開を生じることになります（図1）。膝関節の外側側副靱帯や腸脛靱帯などの膝の外側にある構造物は、下肢長軸に沿って引き離されるような緊張を生じます。関節の外側の離開が進み腸脛靱帯の緊張が強くなると、大転子と大腿骨外側上顆において摩擦と炎症を引き起こし、腸脛靱帯摩擦症候群の原因にもなります。

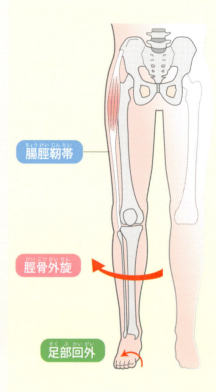

図1 ▶ 上行性運動連鎖に伴った膝関節の機能的内反

運動連鎖に伴った膝関節の機能的内反の修正

骨盤挙上側の「足部から骨盤への運動連鎖エクササイズ」（前著『姿勢の教科書』→P160）に準じます。

5 膝関節・足関節・足趾の機能異常と修正

代償に伴った膝関節の機能的内反

姿勢性内反膝が生じる原因

　股関節外旋筋群が延長して筋力低下がある場合、股関節は内旋位になります。股関節内旋位で膝の力を抜くと外反膝になりますが、膝関節を過伸展すると内反膝になります（図1）。このような姿勢性内反膝は、大腿骨内旋、足回内、膝過伸展が組み合わさって生じます。大腿骨が内旋した場合、屈曲と伸展の運動軸は前額面に対して斜めになってしまうため、この運動軸によって過伸展は後側方に生じ、両膝の距離が離れ、下腿が弓なりになってしまうのです。

　この場合、股関節周囲の筋バランスを整えて、股関節伸展・外転・外旋筋群を強化するエクササイズが重要となります。

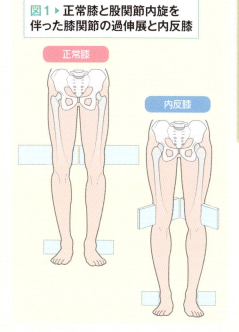

図1 ▶ 正常膝と股関節内旋を伴った膝関節の過伸展と内反膝

エクササイズ 1

股関節伸展・外転・外旋筋群のエクササイズ

腹筋群が弱い場合は、腹部の下に枕を入れますが、腹筋群を十分収縮できる場合は、スタビリティのために腹筋群を収縮させておきます。床から腹部が少し浮く程度に腹筋群を収縮させたまま、一側の股関節を伸展・外転・外旋させます。
この肢位で最低5秒間は止めてください。10回から開始し、徐々に回数を増やしてください。5秒間保持の間に、息は止めないようにしてください。

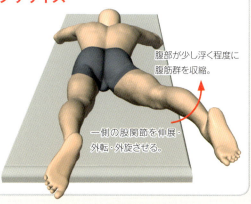

腹部が少し浮く程度に腹筋群を収縮。

一側の股関節を伸展・外転・外旋させる。

5 膝関節・足関節・足趾の機能異常と修正

膝関節の構造的外反

片脚のみが外反膝の場合 変形性膝関節症の場合

患者によっては、両脚外反膝によるX脚というより、片脚のみが外反膝の場合もあります。図1は両側の外反膝です。それぞれの片脚立ちで、外反傾向が増大するようであれば**変形性膝関節症**が疑われます（図2）。

膝関節のアライメントは脛骨からの軸が大腿骨の内側に変位します（図3）。膝関節には外側の圧縮ストレスがかかり、内側には離開ストレスがかかることで痛みも出ます。また、そのアライメントで無理に膝を曲げたり伸ばしたりするため、それらに作用する筋群に過剰な負荷が加わり、痛みが出ます。

図1 ▶ 両側の外反膝

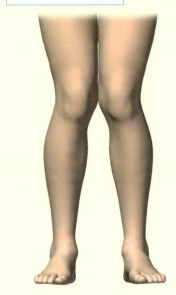

図2 ▶ 左片脚立位での外反傾向増大

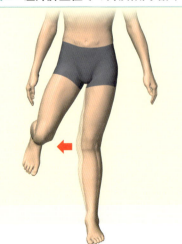

図3 ▶ 正常膝と外反膝

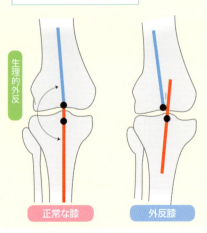

エクササイズ 1

膝関節の構造的外反の修正 ▶ 運動併用モビライゼーション

外側の圧縮ストレスによる痛みを軽減し、正しい運動軸で屈伸ができるようにします。患側の同側に立ち、脛骨近位から治療者の殿部にベルトを回します。患者の膝の腹側に手をおき、大腿を固定します。ベルトを治療者方向に引くことで、脛骨を外側に滑らせ、同時に足首を操作して下腿が垂直になるように操作します。脛骨を外側に滑らせたまま、患者には自動で膝の屈伸を行ってもらいます。治療者はその動きを介助します。屈曲の最終域では、脛骨を内側に滑らせる力を少し強めてください。10回を1セットとして3セット行います。

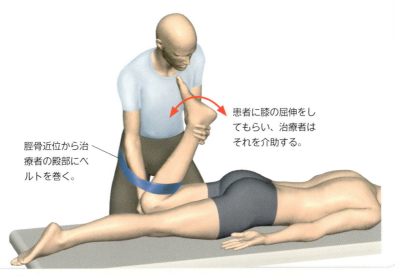

脛骨近位から治療者の殿部にベルトを巻く。

患者に膝の屈伸をしてもらい、治療者はそれを介助する。

エクササイズ 2

膝関節の構造的外反の修正 ▶ 自己矯正モビライゼーション

座位で両足底をくっつけます。手を膝下の下腿内側に置きます。両手で下腿を外側方向に5秒間押して、外反膝を矯正していきます。10回を1セットとして3セット行います。

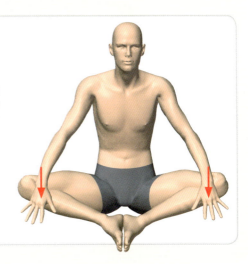

5 膝関節・足関節・足趾の機能異常と修正

運動連鎖に伴った膝関節の機能的外反

下行性運動連鎖、上行性運動連鎖によって生じる

　骨盤の前傾または前方回旋によって大腿筋膜張筋が短縮し、大殿筋が延長位で筋力低下があることによる下行性運動連鎖、あるいは足部の回内（踵骨外反）からの上行性運動連鎖によって生じます。足部の回内（踵骨外反）による扁平足がある場合、脛骨の軸に沿って近位に過度の内旋を引き起こし、外反膝と内側の脛骨大腿関節の離開を生じることになります（図1）。

　この過回内は（歩行中）、立脚期の間の脛骨内旋を生じ、脛骨大腿関節に外反の力を伝えます。過回内足では、立脚中期を過ぎても回内のままで、回外運動が生じません（通常は、回外運動が生じて脛骨に外旋が生じます）。距骨下関節の過回内と過度の脛骨内旋は、大腿筋膜張筋の起始と腸脛靱帯の停止部の直線距離を増やし、過度に緊張させます。これは、大腿筋膜張筋－腸脛靱帯複合体が、股関節の水平方向の安定化に寄与する他の大腿外側筋群と共に立脚後期に引き合うこととで生じます。大腿筋膜張筋－腸脛靱帯複合体の緊張は、大転子または大腿骨外側上顆を越える際に過度の摩擦を生じることになりかねず、腸脛靱帯ストレス症候群の原因としても関与します。

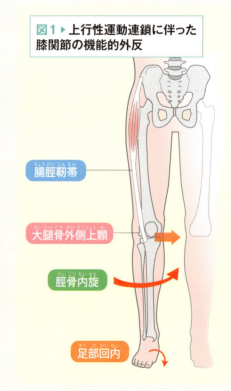

図1 ▶ 上行性運動連鎖に伴った膝関節の機能的外反

- 腸脛靱帯
- 大腿骨外側上顆
- 脛骨内旋
- 足部回内

運動連鎖に伴った膝関節の機能的外反の修正

骨盤下制位の「足部から骨盤への運動連鎖エクササイズ」（前著『姿勢の教科書』→P162）に準じます。

5 膝関節・足関節・足趾の機能異常と修正

代償に伴った膝関節の機能的外反

姿勢性外反膝が生じる原因

　股関節内旋筋群が延長して筋力低下がある場合、股関節は外旋位になります。股関節外旋位で膝の力を抜くと内反膝になりますが、膝関節を過伸展すると外反膝になります（図1）。このような姿勢性外反膝は、大腿骨外旋、足回外、膝過伸展の組み合わせで生じます。大腿骨外旋によって、膝関節軸は前額面に対して斜めになり、過伸展によって膝は内転位になります。

　この場合、股関節周囲の筋バランスを整えて内旋筋群を強化するエクササイズが重要となります。

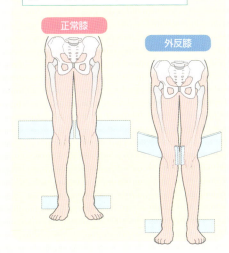

図1 ▶ 正常膝と股関節外旋を伴った膝関節過伸展と外反膝

エクササイズ 1

股関節内転・内旋筋群のエクササイズ

側臥位となり、両側の大腿と膝の間に枕を挟みます。上側の股関節を内転・内旋させながら枕を押しつぶしてください。
この肢位で最低5秒間は止めてください。10回から開始し、徐々に回数を増やします。5秒間保持の間に、息は止めないようにします。
さらに強度を上げるには、下側の股関節を内転・内旋させながら枕を持ち上げるように力を入れます。上側の下肢でも押し返すとさらに抵抗が強まります。

上側の股関節を内転・内旋させながら枕を押しつぶす。

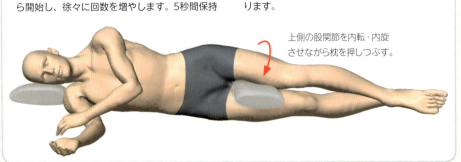

5 膝関節・足関節・足趾の機能異常と修正

水平面上での軸の回旋 脛骨捻転

脛骨が外捻しているために起こる

矢状面で膝関節は正しいアライメントにありますが、脛骨そのものが外捻（外に向いて捻れている）しているため、足部は外側を向いているアライメントです（❶）。脛骨の遠位が近位に対して

図1 ▶ 正常膝と股関節外旋を伴った膝関節過伸展と外反膝

❶ 矢状面で膝関節は正しいアライメントだが、脛骨が外捻しているため、足先は外側を向いている。

❷ 足部外旋位で股関節と膝関節を屈曲していくと、膝関節は正しいアライメントを保ったまま。

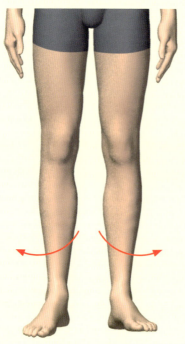 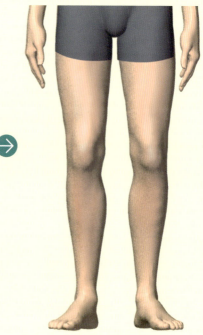

20〜40°以上の外捻は異常です。足部外旋位で股関節と膝関節を屈曲していくと、膝関節は正しいアライメントを保ったままです（**2**）。

しかし、足部を正しいアライメントにするために足先を前方に向けると、膝は内側を向いてきます（**3**）。この状態から股関節と膝関節を屈曲していくと、膝関節同士がくっついてきます（**4**）。

このような場合には、無理に足部のアライメントを修正しようとすると膝関節に異常が生じてきますので、足部のアライメントは修正してはいけません。

3 足部を正しいアライメントにするために足先を前方に向けると、膝は内側を向いてくる。

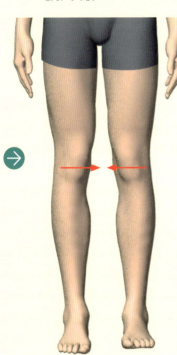

4 この状態から股関節と膝関節を屈曲していくと、膝関節同士がくっついていく。

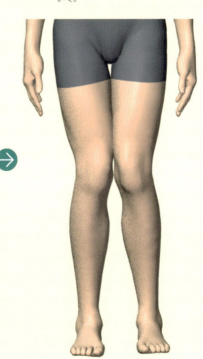

5 膝関節・足関節・足趾の機能異常と修正

長軸アーチ 扁平化（扁平足）

扁平足とは？

足関節が回内位で踵骨が外反する足関節のアライメントです（図1）。足底のアーチが低下し、足底が扁平化するため扁平足とも呼ばれます。

長軸アーチ扁平化のメカニズム

距骨は前方①と内方⑤に滑り、踵骨は後方に回転します②。踵舟靱帯は緊張し、舟状骨は下がり③、後脛骨筋は延長位になり筋力低下が生じます。その結果、内側縦アーチは下がり、足底腱膜が伸ばされ④、長趾屈筋や長母趾屈筋も延長位になります。内側楔状骨も低下するため、前脛骨筋も延長位になります。踵骨は外反し⑥、三角靱帯⑦と距踵靱帯⑧に緊張が生じます（図2）。距骨が前内方に滑り、前足部が外転して、横アーチも低下します。

また、外反母趾も併発し、母趾内転筋は短縮して、母趾外転筋は延長します（図3）。

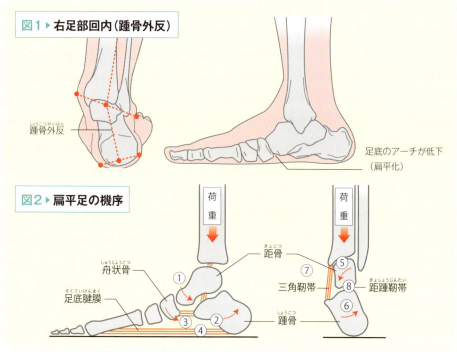

図1▶ 右足部回内（踵骨外反）

踵骨外反

足底のアーチが低下（扁平化）

図2▶ 扁平足の機序

荷重 / 舟状骨 / 距骨 / 足底腱膜 / 踵骨 / 三角靱帯 / 距踵靱帯

（図1『プロメテウス解剖学アトラス 解剖学総論 運動器系 第2版』p456、図2『骨・関節系理学療法クイックリファレンス』p52を参考に作成）

図3 ▶ 外反母趾

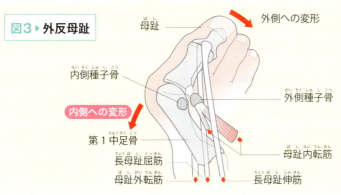

外反母趾によって、母趾内転筋は短縮し、母趾外転筋が内転作用を持つようになり、外転に戻せなくなる。

母趾／外側への変形／内側種子骨／外側種子骨／内側への変形／第1中足骨／長母趾屈筋／母趾外転筋／母趾内転筋／長母趾伸筋

『プロメテウス解剖学アトラス 解剖学総論 運動器系 第2版』p463を参考に作成

エクササイズ 1

タオルギャザー

後脛骨筋・長趾屈筋・長母趾屈筋・前脛骨筋（→P225）を強化して骨のアライメントを修正し、扁平足を治します。

エクササイズとしては、タオルギャザーを実施します。まず長趾屈筋、長母趾屈筋を収縮させて、全足趾を屈曲させることでタオルをつかみます（■1）。これによって、内側アーチが縮まる方向に力が入ります。

次にタオルをつかんだままで、踵はつけたまま足関節を背屈します。これによって後脛骨筋と前脛骨筋が収縮して、内側縦アーチをさらに高くすることになります（■2）。さらに指を伸展・外転させることでタオルを離します（■3）。これによって母趾外転筋も鍛えることにつながります。手前に引き寄せられたタオルは、反対の足で元の位置に戻してください。

この一連の動作を20回以上繰り返してください。できるようになれば20回を3セット行うようにしてください。

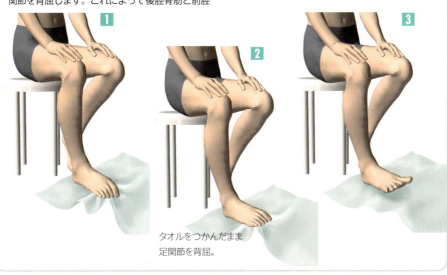

タオルをつかんだまま足関節を背屈。

5 膝関節・足関節・足趾の機能異常と修正

長軸アーチ 高位化（凹足）

凹足とは？

凹足は、足部が回外して、足の縦アーチが極端に高くなった状態（**ハイアーチ**）です（図1）。股関節と膝関節を屈曲しても平坦にはなりません。

原因の一つに**巻き上げ機構**の作用があります（図2）。足底腱膜は踵骨から足趾の基節骨に付着しています。踵挙上後、足底腱膜は背屈した中足骨頭の周りを回って、ケーブルのように遠位に巻き上げます。中足趾節関節の背屈は踵骨を前足部に近づけ、結果的にアーチの高さを増加させます。これにより足部は剛性が高

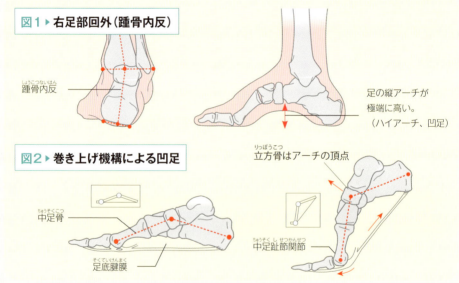

図1 ▶ 右足部回外（踵骨内反）

踵骨内反

足の縦アーチが極端に高い。（ハイアーチ、凹足）

図2 ▶ 巻き上げ機構による凹足

中足骨

足底腱膜

立方骨はアーチの頂点

中足趾節関節

（図1『プロメテウス解剖学アトラス 解剖学総論 運動器系 第2版』p456，図2『理学療法のクリティカルパス 下巻 下肢』p26を参考に作成）

エクササイズ 1

凹足、つま先立ちの修正

凹足で硬くなった足部に対しては、関節モビライゼーションや、後脛骨筋・長趾屈筋・長母趾屈筋のマッサージ、ストレッチングが必要となります。つま先立ちの際に後脛骨筋・長趾屈筋・長母趾屈筋を過剰に使用する場合は、つま先立ちの修正として、足趾をなるべく使用しないで踵だけを引き上げるように下腿三頭筋を使わせることが大切になります。

められ、歩行時の蹴り出しの際にテコとして機能しますが、この状態が過剰になってしまうのがハイアーチです。このような状態は、ハイヒールの常用者やプロダンサーのように足を過度に使用する職業の人にもよく見られます。

例えば、つま先立ちになる際に、踵骨を天井方向に持ち上げるように下腿三頭筋（→P206・207）を使用するのではなく、足趾で床を押しつけるようにして踵を上げる人は、結果的に、後脛骨筋・長趾屈筋・長母趾屈筋（図3）を使用することになり、下腿三頭筋が弱化することになります。ハイヒールの常用者も、下腿三頭筋で底屈する代わりに靴の形で底屈位になるので、結果的に下腿三頭筋を使用しなくなるのです。

この状態が長く続くと、後脛骨筋・長趾屈筋・長母趾屈筋の拮抗筋の長趾伸筋や前脛骨筋は延長位となり、足関節背屈の可動域制限も生じることになります。

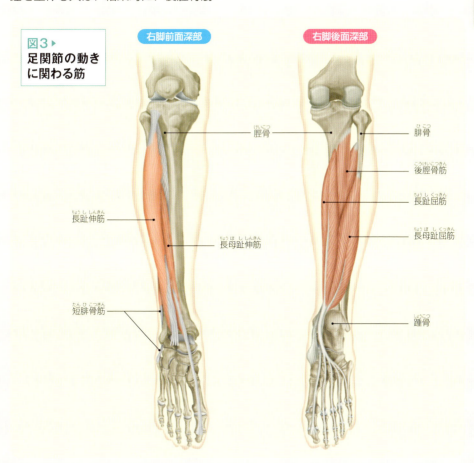

図3▶ 足関節の動きに関わる筋

おわりに

「姿勢」は「姿」に「勢い」をつけると書きます。よりよい素敵な勢いをつけたいですね。

今回は、Part1で不良姿勢を改善するための一般的指針として、スタビリティ（Stability）＆モビリティ（Mobility）、筋のインバランスについて解説し、Part2では上肢帯と上肢のアライメントの評価と修正エクササイズ、Part3では骨盤帯と下肢のアライメントの評価と修正エクササイズを解説しました。特にPart2とPart3は、より詳細に、上肢と下肢の姿勢の評価と修正プログラムについて述べています。

前著で全体的な姿勢の評価と治し方を学んでいただき、本書で上肢と下肢に関する、より詳細な姿勢の評価と治し方を学べるようになっています。この2冊によって、姿勢の評価や修正方法など非常に大きな力が身につくはずです。また、自分自身で自分の不良姿勢に気づける方なら、自らその姿勢を修正して不調を治していくことが可能です。しかし、自分自身で気がつくのが難しい場合は、セラピストからアドバイスをもらって修正してください。

治療者の立場からいうと、患者の不良姿勢と間違った運動方法に気がつき、どこに問題があって、どこを修正したらそれが正しくなるのかを考えられることが大切です。不良姿勢のままで運動を指導あるいは実践しても、それは根性論にしかならず、苦労だけして良い結果が得られなくなります。

前著に比べ、本著では医療従事者だけでなく、一般の方にも伝わりやすいような書き方を心がけました。多くの方に本書を活用していいただくことを祈念して、筆を置かせていただきます。

竹井　仁

さくいん

英字

O脚	Oきゃく	210
TypeⅠ筋線維	TypeⅠきんせんい	12
TypeⅡ筋線維	TypeⅡきんせんい	12
X脚	Xきゃく	210

あ行

アウター・マッスル	アウター・マッスル	100
アライメント	アライメント	18
鞍関節	あんかんせつ	42
一側	いっそく	188
インナー・マッスル	インナー・マッスル	100
インバランス	インバランス	15,16,18,20,22,24,50
インピンジメント	インピンジメント	147
烏口肩峰靱帯	うこうけんぽうじんたい	40
烏口上腕靱帯	うこうじょうわんじんたい	40,48
烏口鎖骨靱帯	うこうさこつじんたい	40,46
内股	うちわ	136
遠位	えんい	26,59
円回内筋	えんかいないきん	120,124
延長位	えんちょうい	37
エンド・フィール	エンド・フィール	104
凹足	おうそく	224
オーバー(オーベル)テスト	オーバー(オーベル)テスト	143

か行

臥位	がい	10
回外	かいがい	35
回旋筋腱板	かいせんきんけんばん	100,115
回内	かいない	35
開排	かいはい	139
外反股	がいはんこ	134
外反膝	がいはんしつ	134,210,216,218,220
外反母趾	がいはんぼし	223

外腹斜筋	がいふくしゃきん	22,70
下関節上腕靱帯	かかんせつじょうわんじんたい	40
下関節包靱帯	かかんせつほうじんたい	48
下腿三頭筋	かたいさんとうきん	19,178
滑膜	かつまく	41
滑膜関節	かつまくかんせつ	41
滑膜関節の凹の法則	かつまくかんせつのおうのほうそく	41
滑膜関節の凸の法則	かつまくかんせつのとつのほうそく	41
構え	かまえ	10
過用症候群	かようしょうこうぐん	14
寛骨	かんこつ	132
関節窩	かんせつか	38
関節頭	かんせつとう	38
関節軟骨	かんせつなんこつ	103
関節包	かんせつほう	40,102
患側	かんそく	154
鑑別	かんべつ	186
偽性過伸展	ぎせいかしんてん	130,205
拮抗筋	きっこうきん	18
機能的筋長検査	きのうてききんちょうけんさ	166
胸骨下角	きょうこつかかく	28
胸鎖関節	きょうさかんせつ	40,42
共同筋	きょうどうきん	22,180
棘下筋	きょくかきん	100,107,108,115,117,118
棘上筋	きょくじょうきん	100,115,116
棘突起	きょくとっき	51
近位	きんい	26,59
筋節	きんせつ	29
筋の最大伸張	きんのさいだいしんちょう	11
筋の最大短縮	きんのさいだいたんしゅく	11
筋膜	きんまく	11,200
屈曲モーメント	くっきょくモーメント	182
クレイグ検査	クレイグけんさ	136
グローバル筋	グローバルきん	172

脛骨	けいこつ	205,206,212,214,216,218,220,225
頚体角（上腕骨頭）	けいたいかく	33
頚体角（大腿骨頭）	けいたいかく	128,134
頚部伸筋群	けいぶしんきんぐん	19
頚部前方筋群	けいぜんほうきんぐん	19
腱―滑走運動	けん―かっそううんどう	126
肩関節	けんかんせつ	35,38,44,46,48
肩関節回旋運動	けんかんせつかいせんうんどう	110
肩関節外旋筋群	けんかんせつがいせんきんぐん	100,102,104,106,108
肩関節外転運動	けんかんせつがいてんうんどう	86
肩関節屈曲運動	けんかんせつくっきょくうんどう	80,82,84
肩関節内旋筋	けんかんせつないせんきん	22,109
肩関節包	けんかんせつほう	102,104,106,112,114
肩甲下筋	けんこうかきん	22,88,100,109,115,119
肩甲胸郭連結	けんこうきょうかくれんけつ	40
肩甲挙筋	けんこうきょきん	19,22,36,51,52,54,56,60
肩甲骨	けんこうこつ	26,28,32,34,36,38,40,42,44,46,50,52,54,56,58,60,62,88,90,92,94,96,100,102,104,106,108,110,112,114,116
肩甲骨下制位	けんこうこつかせいい	50,54,56
肩甲骨挙上位	けんこうこつきょじょうい	50,52,56
肩甲骨挙上筋群	けんこうこつきょじょうきんぐん	22
肩甲骨上方回旋筋群	けんこうこつじょうほうかいせんきんぐん	22
肩甲骨内転筋群	けんこうこつないてんきんぐん	22
肩甲骨面	けんこうこつめん	32,88
肩甲上腕関節	けんこうじょうわんかんせつ	40
肩甲上腕リズム	けんこうじょうわんリズム	44,46
肩鎖関節	けんさかんせつ	40
腱鞘炎	けんしょうえん	125
健側	けんそく	154
肩峰	けんぽう	47
コア筋	コアきん	173
後傾	こうけい	71,132
後脛骨筋	こうけいこつきん	25,222,225
後関節包靭帯（PCL）	こうかんせつほうじんたい	49
拘縮	こうしゅく	175
構造的脚長差	こうぞうてきゃくちょうさ	28
後捻角（上腕骨頭）	こうねんかく	33

後捻股	こうねんこ	136
広背筋	こうはいきん	19,37,68,70,72,74,76,78
後方関節包	こうほうかんせつほう	48,149
後方筋群	こうほうきんぐん	173,174,176,178
後弯	こうわん	69
後弯前弯型	こうわんぜんわんがた	208
後弯平坦型	こうわんへいたんがた	24,204
股関節	こかんせつ	26,128,130,132,134,136,138,140,146,148,150,152
股関節回旋運動の修正	こかんせつかいせんうんどうのしゅうせい	152
股関節外旋筋群	こかんせつがいせんきんぐん	215
股関節外転筋群	こかんせつがいてんきんぐん	22,24,154,215
股関節屈曲運動の修正	こかんせつくっきょくうんどうのしゅうせい	152
股関節屈筋群	こかんせつくっきんぐん	22,180,182,184,186,188,190,192,194,196,198
股関節伸筋群	こかんせつしんきんぐん	22
股関節伸展運動の修正	こかんせつしんてんうんどうのしゅうせい	196,198
股関節伸展筋群	こかんせつしんてんきんぐん	22,24,215
股関節内旋筋群	こかんせつないせんきんぐん	219
股関節内転筋群	こかんせつないてんきんぐん	19,144,155,156,219
骨盤後傾	こつばんこうけい	22
骨盤帯	こつばんたい	27,29,128,130,200,202

さ行

座位	ざい	10
最終域感	さいしゅういきかん	104
坐骨結節	ざこつけっせつ	17
鎖骨	さこつ	32,40,42,46
軸回旋	じくかいせん	42
矢状面	しじょうめん	49
姿勢	しせい	10
姿勢筋	しせいきん	19
自然下垂位	しぜんかすいい	58
膝関節	しつかんせつ	26,28,128,204,206,208,210,212,214,216,218,220
膝関節屈筋群	しつかんせつくっきんぐん	22
膝関節の機能的外反	しつかんせつのきのうてきがいはん	218,219
膝関節の機能的内反	しつかんせつのきのうてきないはん	214,215
膝関節の構造的外反	しつかんせつのこうぞうてきがいはん	216

膝関節の構造的内反	しつかんせつのこうぞうてきないはん	210,212
自動	じどう	21,146
習慣的機能の逆転	しゅうかんてきのうのぎゃくてん	64
手関節	しゅかんせつ	35
手指	しゅし	35,125
小円筋	しょうえんきん	100,107,108,115,117,118
上関節上腕靱帯	じょうかんせつじょうわんじんたい	40
上関節包靱帯	じょうかんせつほうじんたい	48
小胸筋	しょうきょうきん	19,36,92,94
上肩鎖靱帯	じょうけんさじんたい	40
上肢帯	じょうしたい	32
上前腸骨棘	じょうぜんちょうこつきょく	26,164
小殿筋	しょうでんきん	24
上腕筋	じょうわんきん	120
上腕骨	じょうわんこつ	32
上腕骨頭	じょうわんこっとう	26,48
上腕三頭筋	じょうわんさんとうきん	114,120
上腕二頭筋	じょうわんにとうきん	120
尻上がり現象テスト	しりあがりげんしょうテスト	190
深指屈筋	しんしくっきん	125,126
靱帯	じんたい	48
身体発達の過程	しんたいはったつのかてい	12
伸張性	しんちょうせい	183
伸展モーメント	しんてんモーメント	182
スタビリティ	スタビリティ	16,21
生理的外反	せいりてきがいはん	129
セカンド・ポジション	セカンド・ポジション	45
脊柱	せきちゅう	26,28
脊柱起立筋群	せきちゅうきりつきんぐん	19,172,174,176
セッティング・フェイズ	セッティング・フェイズ	44,46
セラバンド	セラバンド	115,116,118
ゼロポジション	ゼロポジション	113
前額面	ぜんがくめん	49
前関節包靱帯	ぜんかんせつほうじんたい	49
前鋸筋	ぜんきょきん	36,59,60,62
前傾	ぜんけい	71,132
前脛骨筋	ぜんけいこつきん	23,25

浅指屈筋	せんしくっきん	125,126
仙腸関節	せんちょうかんせつ	191
前捻角	ぜんねんかく	128,136
前捻股	ぜんねんこ	136
前腕	ぜんわん	124
前弯	ぜんわん	69
相動筋	そうどうきん	18
僧帽筋	そうほうきん	19,22,36,51,52,54,56,60,96,98
足関節	そくかんせつ	26,28,129,222
足関節背屈筋群	そくかんせつはいくつきんぐん	23
足趾伸筋群	そくししんきんぐん	25
足底腱膜	そくていけんまく	222,224
外股	そとわ	136
反り腰	そりごし	13

た行

体位	たいい	10
大円筋	だいえんきん	90,106
体幹	たいかん	10,65
大胸筋	だいきょうきん	19,22,64,66
大結節	だいけっせつ	46
代償	だいしょう	23,131
対側	たいそく	188
大腿筋膜張筋	だいたいきんまくちょうきん	19,22,24,138,142,144,180,184,185
大腿骨	だいたいこつ	132,134,136
大腿四頭筋	だいたいしとうきん	19
大腿神経	だいたいしんけい	190
大腿直筋	だいたいちょくきん	25,150,181,186,190,193,194
大腿二頭筋	だいたいにとうきん	22,24,163
大殿筋	だいでんきん	19,138,140
大転子	だいてんし	146,148,150,152
第2肩関節	だいにけんかんせつ	40
大腰筋	だいようきん	188
他動	たどう	21,146
短腓骨筋	たんひこつきん	225
恥骨結節	ちこつけっせつ	165

中間位 ちゅうかんい	16,70
肘関節 ちゅうかんせつ	29,33,35,120,122
中関節上腕靭帯 ちゅうかんせつじょうわんじんたい	40
中殿筋 ちゅうでんきん	19,22,24,154,157,158
腸脛靭帯 ちょうけいじんたい	24,142,214,216
腸脛靭帯炎 ちょうけいじんたいえん	143
腸骨筋 ちょうこつきん	188
長軸アーチ ちょうじくアーチ	222
長趾屈筋 ちょうしくっきん	25,222,225
長趾伸筋 ちょうししんきん	23,225
長腓骨筋 ちょうひこつきん	25
長母趾屈筋 ちょうぼしくっきん	25,222,225
長母趾伸筋 ちょうぼししんきん	225
腸腰筋 ちょうようきん	19,22,24,180,186,192,194
椎間関節 ついかんかんせつ	20
底屈 ていくつ	174
デュシェンヌ現象 デュシェンヌげんしょう	154
動筋 どうきん	18
同側 どうそく	188
トーマステスト トーマステスト	181,182
トーマステスト変法 トーマステストへんほう	182,184,186,188
トレンデレンブルク徴候 トレンデレンブルクちょうこう	154
トレンデレンブルク歩行 トレンデレンブルクほこう	154

な行

内在筋 ないざいきん	163
内反股 ないはんこ	134
内反膝 ないはんしつ	134,210,212,214
二関節筋 にかんせつきん	25
二次性徴 にじせいちょう	12
ねこ背 ねこぜ	13

は行

ハイアーチ ハイアーチ	224
背屈 はいくつ	174
背屈筋群 はいくつきんぐん	19
白線 はくせん	201

パピーポジション パピーポジション	61,82
ハムストリングス ハムストリングス	19,22,24,148,150,162,164,166,168,170
半腱様筋 はんけんようきん	22,24,162
半膜様筋 はんまくようきん	22,24,162
腓骨 ひこつ	225
腓腹筋 ひふくきん	25,178,206
ヒラメ筋 ヒラメきん	25,179,207
腹直筋 ふくちょくきん	22
腹筋群 ふっきんぐん	19
不良姿勢 ふりょうしせい	11,12
変位 へんい	39
変形性膝関節症 へんけいせいしつかんせつしょう	211,216
扁平足 へんぺいそく	222
方形回内筋 ほうけいかいないきん	120,124
縫工筋 ほうこうきん	180,184
歩行時の異常 ほこうじのいじょう	154,156,158,160,200

ま行

モーメント モーメント	181
モビライゼーション モビライゼーション	43
モビリティ モビリティ	16,21

や行

優位 ゆうい	36
腰椎後弯 ようついこうわん	189
腰椎前弯 ようついぜんわん	189
翼状肩甲 よくじょうけんこう	34,58,60,62

ら行

リーチ動作 リーチどうさ	68
梨状筋 りじょうきん	19,139,140
立位 りつい	10,26,28
菱形筋 りょうけいきん	19,22,36,51,60
両側 りょうそく	188
隣接筋 りんせつきん	20
ローテーター・インターバル ローテーター・インターバル	100
ローテーター・カフ ローテーター・カフ	100,115

著者紹介

竹井 仁（たけい・ひとし）

理学療法士、医学博士
OMPT（Orthopedic Manual Physical Therapist 国際整形徒手理学療法士）
FMT（Fascial Manipulation Teacher 筋膜マニピュレーション国際インストラクター）
GPTH.O.I（Golf Physio Therapist Official Instructor ゴルフフィジオセラピスト・オフィシャルインストラクター）

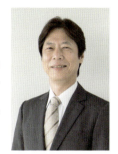

1987年 理学療法士となる。
1997年 筑波大学大学院修士課程修了（リハビリテーション修士）。
2002年 東邦大学大学院医学研究科医学博士（解剖学）学位授与。
現在、首都大学東京大学院　人間科学研究科理学療法科学域ならびに健康福祉学部理学療法学科教授。日本理学療法士協会専門理学療法士（基礎系、運動器）。認定理学療法士（徒手理学療法）。公益社団法人東京都理学療法士協会副会長、公益社団法人日本理学療法士協会運動器理学療法分科学会副代表、公益社団法人日本理学療法士協会徒手理学療法部門代表幹事、日本徒手理学療法学会理事長。専門分野は、徒手理学療法、運動学、神経筋骨関節疾患。筋膜博士の筋膜整体院にて理学療法業務も行う。

医学的知識に基づいたからだのリセット術に関しては、「世界一受けたい授業」、「主治医が見つかる診療所」、「モーニングバード」、「あさイチ」、「あさチャン」、「健康カプセル！ゲンキの時間」、「林修の今でしょ！講座」、「林先生が驚く初耳学」、「所さんの目がテン！」、「ためしてガッテン」、「チョイス＠病気になったとき」、「中居正広の金曜日のスマイルたちへ」など175本以上のテレビ・ラジオ出演や255冊以上の各種雑誌でも取りあげられている。

【主な著書・翻訳書】
『触診機能解剖カラーアトラス』（単著／文光堂）、『系統別治療手技の展開改定第3版』（編集共著／協同医書出版）、『運動療法学』（共著／金原出版）、『運動学』（共著／中外医学社）、『筋膜マニピュレーション』（単訳／医歯薬出版）、『運動機能機能障害症候群のマネジメント』『続 運動機能機能障害症候群のマネジメント』（監訳／医歯薬出版）、『運動療法・徒手療法ビジュアルポケットガイド』（単訳／医歯薬出版）、『人体の張力ネットワーク　膜・筋膜　最新知見と治療アプローチ』（監訳／医歯薬出版）、『ビジュアル版筋肉と関節のしくみがわかる事典』（監修／西東社）、『たるみリセット』『不調リセット』（ヴィレッジブックス）、『肩こりにさよなら！』（自由国民社）、『顔たるみとり』（講談社）、『正しく理想的な姿勢を取り戻す 姿勢の教科書』（ナツメ社）、『自分でできる！筋膜リリースパーフェクトガイド』、『DVDでわかる！筋膜リリースパーフェクトガイド』、『やせる！筋膜リリース Diet編』、『キレイ！筋膜リリース Beauty編』、『背が伸びる！足も速くなる！賢い子になる！筋膜リリース　Kids編』、『姿勢が良くなる！若返る！ずっと自分の足で歩ける！筋膜リリース　健康長寿編』（自由国民社）、『日めくりまいにち、筋膜リリース』（扶桑社）など75冊以上がある。

本書に関するお問い合わせは、書名・発行日・該当ページを明記の上、下記のいずれかの方法にてお送りください。電話でのお問い合わせはお受けしておりません。
・ナツメ社webサイトの問い合わせフォーム
　https://www.natsume.co.jp/contact
・FAX（03-3291-1305）
・郵送（下記、ナツメ出版企画株式会社宛て）
なお、回答までに日にちをいただく場合があります。正誤のお問い合わせ以外の書籍内容に関する解説・個別の相談は行っておりません。あらかじめご了承ください。

スタッフ紹介

本文デザイン・組版●志岐デザイン事務所
イラスト●内山隆弘　金井裕也　山田博喜
編集協力●三輪高芳（パケット）
編集担当●斉藤正幸（ナツメ出版企画）

ナツメ社Webサイト
https://www.natsume.co.jp
書籍の最新情報（正誤情報を含む）は
ナツメ社Webサイトをご覧ください。

不良姿勢を正しくする 姿勢の教科書 上肢・下肢編

2018年10月　1日　初版発行
2023年　4月20日　第5刷発行

著　者　竹井　仁　　　　　　　　　©Takei Hitoshi,2018
発行者　田村正隆

発行所　株式会社ナツメ社
　　　　東京都千代田区神田神保町1-52ナツメ社ビル1F（〒101-0051）
　　　　電話　03（3291）1257（代表）　FAX　03（3291）5761
　　　　振替　00130-1-58661
制　作　ナツメ出版企画株式会社
　　　　東京都千代田区神田神保町1-52ナツメ社ビル3F（〒101-0051）
　　　　電話　03（3295）3921
印刷所　ラン印刷社

ISBN978-4-8163-6516-4　　　　　　　　　　　Printed in Japan

〈定価はカバーに表示してあります〉〈落丁・乱丁本はお取り替えいたします〉
本書の一部分または全部を著作権法で定められている範囲を超え、ナツメ出版企画株式会社に無断で複写、複製、転載、データファイル化することを禁じます。